Plagiocéphalie d'origine crânio-sacrée
un autre regard par
l'approche tissulaire de l'ostéopathie

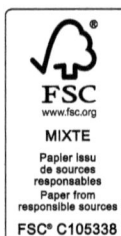

© 2020, Agnès Pierson

Édition : Books on Demand,
12/14 rond-Point des Champs-Elysées, 75008 Paris
Impression : BoD - Books on Demand, Norderstedt, Allemagne
ISBN : 9782322260638
Dépôt légal : novembre 2020

Plagiocéphalie d'origine crânio-sacrée
un autre regard par
l'approche tissulaire de l'ostéopathie

Agnès Pierson

Avant-propos de Pierre Tricot

2020

Plagiocéphalie d'origine crânio-sacrée

Illustrations originales : Virginie Bassetti

Virginie BASSETTI est une artiste Bas-Normande. Depuis 25 ans, elle est spécialisée dans le dessin au fusain et pastel sec, et la sculpture en bronze.

Elle est également sculpteur sur cloches. Son savoir-faire atypique est mondialement reconnu.
En 2013, Virginie BASSETTI a sculpté les 8 nouvelles cloches de la cathédrale de Notre Dame de Paris.

La cathédrale des Invalides, le Carillon de Deauville, l'Église Copte orthodoxe de Villejuif... sont quelques-uns des lieux où chantent ses créations campanaires.
En 2015, la Ministre de la Culture lui a décerné le grade de chevalier, dans l'Ordre des Arts et des Lettres.

Illustrations vectorisées par Camille

ISBN 978-23-222-6063-8

Toute représentation, traduction ou reproduction, intégrale ou partielle, par tous procédés, en tous pays, faite sans autorisation préalable est illicite et exposerait le contrevenant à des poursuites judiciaires. Ref.: loi du 11 mars 1977, alinéas 2 et 3 de l'article 41.

Remerciements

À Claire et Héloïse, pour éclairer mon chemin de vos sourires.
À Hervé, mon mari qui œuvre dans l'ombre, pour ta présence et ta qualité d'Être.

Merci Laurence pour le temps consacré à la lecture et pour tes questions pertinentes.

À mon amie Caroline, pour la justesse de tes remarques et pour ton soutien de longue date.

À toi, Miguel, pour ta présence, ton amitié depuis tant d'années. Parce que le regard suffit à se comprendre.

À toi, Virginie pour avoir su transcrire au plus juste, mes idées à travers tes dessins. Pour ton talent, nos échanges précieux, je te suis reconnaissante.

À Camille et Valérie pour la réalisation infographique des illustrations et pour votre patience. Un grand merci.

À toi Pierre pour ta confiance depuis 20 ans, pour ton aide technique et informatique à la réalisation de cet ouvrage. Mais avant tout pour m'avoir ouvert le chemin d'une pratique répondant aux principes de la Vie, subtile et combien cohérente.

À tous mes petits patients, mes « petits bouts », à leurs parents pour leur confiance.

Table des matières

Remerciements 5
Avant-propos 11
Introduction 15
  L'ostéopathie 15
  Pourquoi ce livre ? 16
    Début d'un constat 16
    À qui s'adresse cet ouvrage ? 17
    Démarche à suivre 18
La plagiocéphalie 21
  Définition 21
  Fréquence 21
  Classification 22
  Étiologie 23
    Origine crânio-sacrée 23
    Autres origines 24
Notions simples d'anatomie 27
  Le crâne osseux 27
    L'origine 27
    La croissance 27
  Le tissu conjonctif 30
    La dure-mère 30
      Rôle mécanique 30
      Rôle immunologique 31
    Les organes 31
    Les muscles 32
    Les ligaments 32
    Les tendons 32
    Les fascias 32
  Le système liquidien corporel 35
    Le liquide céphalo-rachidien 35
    Le système cardio-vasculaire 35
    Le système lymphatique 35
  Le crâne, une partie d'un tout 36

- Un des mécanismes de la plagiocéphalie 39
  - Le constat 39
  - Les conditions de survenue côté bébé 39
  - « Géologie » comparative 39
  - Pourquoi vers 3 à 4 mois ? 40
  - Les conditions de survenues environnementales .41
  - Conclusion 42
- Prise en charge ostéopathique 49
  - Anamnèse 49
    - Circonstances et antécédents 49
    - Les troubles associés 50
    - Stades de développement moteur 50
  - Examen clinique ostéopathique 51
    - Le schéma spontané du corps 51
    - La forme du crâne 52
    - Les photos 52
  - Principes de traitement 53
    - Premier temps 53
    - Second temps 54
    - Troisième temps 54
- Le traitement proprement dit 55
  - Libérer 55
  - Le rythme des séances 55
  - L'enjeu de la croissance 56
  - L'interaction* thérapeute/ nourrisson 57
    - La mémoire du toucher 58
    - Le contact tactile 59
    - Une expression 59
  - Conseils aux parents 60
    - Le positionnement de l'enfant 61
      - Le portage 61
      - Le couchage 61
      - Les stimulations lors des phases d'éveil 62
      - Les accessoires 62

Autres thérapies 65
　La kinésithérapie 65
　Le traitement orthopédique 65
Les parents 67
　Quand consulter ? 67
　　La plagiocéphalie ne constitue pas le motif de consultation..67
　　La plagiocéphalie constitue le motif de consultation..67
　Attentes parentales 68
　　Les questions sont nombreuses 68
　　La nature des attentes 68
　　　La durée du traitement 69
　　　L'esthétique...69
　　　La fonction..69
　　Contribution parentale 70
　Définition...71
　Fréquence 71
　Étiologie 71
　Tableau clinique 72
　　Cas du torticolis sans plagiocéphalie.............72
　　Cas du torticolis avec plagiocéphalie associée 73
Conclusion 75
Annexe 1 Histoire de l'ostéopathie 79
　Les pionniers 79
　　Andrew Taylor Still (1828-1917) 79
　　　Contexte historique..................................79
　　　Contexte environnemental 81
　　　Un visionnaire..82
　　　La transmission..84
　　William Sutherland (1873-1954)...................84
　　　Une rencontre...84
　　　Des hypothèses 85
　　Rollin E.Becker (1910-1996) 86

Annexe 2 L'ostéopathie 89
    Méthode naturelle et manuelle 89
    L'homme est récepteur 89
    L'homme est émetteur 90
Annexe 3 Le tissu conjonctif 93
    Quel est ce tissu conjonctif ? 93
    Rôles du tissu conjonctif 93
    Siège des tensions 95
    Tissu conjonctif et schéma ostéopathique 97
Annexe 4 De la santé au symptôme 99
    Le symptôme 99
    La cause 99
    Cas clinique 100
Conclusion 103
Glossaire 105
Bibliographie 115
    Lectures conseillées 117

Avant-propos

Plagiocéphalie ou « tête plate » ce drôle de nom désigne une déformation du crâne du nourrisson lui conférant une forme asymétrique. Une partie du crâne, généralement la partie postérieure, est souvent de manière non symétrique, plus plate que la normale.
Le système médical la décrit comme une anomalie bénigne qui se résorbe avant l'âge de deux ans et résulte de la position couchée sur le dos du bébé.
Pour une affirmation juste, deux affirmations sont tout à fait contestables.
Ce qui est juste, c'est que la plagiocéphalie est la plupart du temps bénigne, c'est-à-dire qu'en dehors de l'aspect esthétique elle n'a pas de conséquence sur le développement psychomoteur de l'enfant. Voilà qui est rassurant, mais qui conduit bien souvent à la négliger parce qu'elle n'induit pas de risque majeur.
En revanche deux affirmations sont à discuter.
La première dit que la plagiocéphalie se résorbe spontanément avant l'âge de deux ans. Cela est vrai lorsqu'elle est peu importante, mais c'est très loin d'être toujours le cas. Nous autres ostéopathes qui nous intéressons à la forme et aux mouvements profonds du crâne (oui, nous faisons partie de ces originaux qui pensent qu'un crâne bouge…), sentons bien qu'elle ne se résorbe pas toujours et que même lorsque cela semble le cas en apparence, le contact intime avec les tissus du crâne indique que reste bien souvent une limitation dans les mouvements très profonds des structures impliquées qui auront des conséquences à long terme sur la statique de tout le corps de l'individu.
La seconde dit que la plagiocéphalie résulte de la position couchée sur le dos du bébé. Voilà qui est totalement faux.

Un peu de bon sens, s'il vous plaît ! Depuis des millénaires, on fait dormir les enfants sur le dos et la plagiocéphalie n'a jamais été aussi fréquente qu'aujourd'hui. De plus, cette explication ne dit pas pourquoi la plagiocéphalie est très souvent non symétrique, c'est-à-dire que le plat est situé d'un côté et non au centre.

D'autres explications sont donc à chercher.

Sur Internet, le site « Passeport Santé »[1] écrit à propos de l'origine de la plagiocéphalie : « La plagiocéphalie positionnelle est de très loin la cause la plus fréquente de plagiocéphalie. Sa fréquence d'apparition a explosé aux États-Unis et en Europe depuis les années 90, à tel point que la presse, comme les médecins, parlent d'une « épidémie de crânes plats ». Il est aujourd'hui avéré que l'origine de cette épidémie est la campagne « Back to Sleep » lancée au début des années 90 par l'American Academy of Pediatrics pour lutter contre la mort subite du nourrisson, qui conseillait aux parents de coucher leur nourrisson sur le dos exclusivement au cours de la première année de vie. »

Alors, comme nous le disions, que l'on fait dormir les bébés sur le dos depuis des millénaires et que la plagiocéphalie n'a pas été notée comme un syndrome particulièrement fréquent (toutes les personnes dont on voit des représentations au cours des siècles n'ont pas la tête plate…), pourquoi y a-t-il une recrudescence si importante à partir des années 1990 ? N'y aurait-il pas quelques facteurs importants qui, dans cette période de l'histoire, auraient changé, permettant de comprendre le pourquoi de la recrudescence de cette pathologie ?

Grâce à William Garner Sutherland, qui a formalisé l'approche crânienne de l'ostéopathie les ostéopathes peuvent aujourd'hui proposer des réponses qui, même si

---

1 Sur Internet : https://www.passeportsante.net/fr/Maux/Problemes/Fiche.aspx?doc=plagiocephalie

elles ne sont pas acceptées par le système médical (qui ne reconnaît pas l'approche crânienne comme valide) nous fournit quelques réponses pertinentes.

Un premier élément peut venir de la grossesse elle-même. Les conditions de vie de la femme enceinte se sont profondément modifiées dans la seconde partie du XXe siècle : femmes au travail, soumises au stress, abreuvées avant leurs grossesses de produits hormonaux destinées à éviter les grossesses non désirées. Dans son livre *Grossesse hormones et ostéopathie – Le syndrome du rez-de-chaussée* notre confrère Bruno Conjeaud propose une explication intéressante dans laquelle l'utérus ne peut s'épanouir suffisamment facilement pour offrir au fœtus en développement tout l'espace dont il a besoin. Cette condition augmente les compressions des structures de l'enfant au-delà de la normale et peut ainsi, si la position de l'enfant le permet, induire des restrictions dans ses tissus profonds avant même qu'il ne naisse.

Un second élément vient du développement de l'interventionnisme médical lors du processus de fin de grossesse et surtout de l'accouchement, notamment, la généralisation de la péridurale et l'utilisation d'ocytociques, hormones qui ont la propriété d'augmenter les contractions de l'utérus. Hélas, les contractions ainsi provoquées sont souvent violentes et augmentent les contraintes mécaniques sur la base du crâne de l'enfant de manière parfois trop importante.

Ce phénomène est peut-être bien également une des raisons des morts subites, notamment lorsque l'on fait dormir le bébé sur le ventre : la rotation obligatoire de la tête peut induire, en cas de restriction de la base du crâne, des compressions de structures vulnérables (notamment le Xe nerf crânien), déclenchant un syndrome vagal aigu aboutissant à la mort subite.

Il est tout à fait exact que le fait de ne plus coucher le bébé sur le ventre a entraîné une diminution spectaculaire du nombre de morts subites. Mais cela n'a rien changé aux problèmes de compression de la base du crâne et donc les facteurs privilégiant la plagiocéphalie sont demeurés inchangés.

Ce n'est donc pas le fait de coucher les enfants sur le dos qui est la cause de la plagiocéphalie. Mais lorsqu'elle existe, cela peut effectivement être un facteur aggravant, parce qu'alors la tête s'en vient systématiquement s'appuyer sur la partie plate. Donc facteur aggravant, d'accord, facteur déclenchant, certainement pas.

Ce que nous présente notre consœur Agnès Pierson, c'est le point de vue de l'ostéopathe sur le problème de la plagiocéphalie positionnelle. Ce qu'elle écrit repose sur une expérience anatomique, physiologique et clinique d'une vingtaine d'années. Elle a donc tout le recul nécessaire pour oser affirmer ce qu'elle affirme. Elle nous explique ce qui, du point de vue de l'ostéopathe, peut expliquer la création et l'apparition de la plagiocéphalie. Elle a aussi découvert que si le problème se manifeste au niveau du crâne, son origine n'est pas forcément crânienne et elle nous dit pourquoi. Voilà tout l'intérêt de cet ouvrage, écrit simplement et destiné aux personnes du grand public. Il leur apporte des réponses que le système médical n'apporte pas et du même coup des solutions simples, sans danger et bien souvent très efficaces.

Ce livre est à faire lire à toute personne qui a un enfant présentant une plagiocéphalie et à toute connaissance qui est dans ce cas. Cette information est à diffuser le plus largement possible.

Pierre Tricot, ostéopathe.

Introduction

L'ostéopathie

Andrew Taylor Still (1828-1917) père de l'ostéopathie a œuvré toute sa vie à la compréhension du fonctionnement du corps humain. Il est à l'origine d'une médecine naturelle et manuelle.

Sans un contexte environnemental favorable, cette nouvelle vision de l'homme et de la santé*[2] n'aurait pas pu voir le jour.

Pour situer le contexte, c'est l'époque retracée dans le film « la petite maison dans la prairie ».

En pleine conquête de l'Ouest, dans le Midwest américain, les conditions de vie des pionniers étaient extrêmes. La médecine était rudimentaire et pauvre : calomel[3], drogues, alcool constituaient les remèdes de base.

Confronté à une telle impuissance face aux maladies, Still s'est posé des questions existentielles sur la nature humaine, la vie*, la maladie et la santé.

Inspiré par des rencontres salutaires, il a cherché les solutions inhérentes au corps lui-même et non plus des solutions venues et imposées de l'extérieur.

Cette quête a puisé ses racines dans l'observation du corps (anatomie, dissection), le fonctionnement du corps (physiologie), l'observation de l'environnement et de la nature.

Cette médecine manuelle vise à équilibrer le système corporel physique, émotionnel et spirituel dans le but de

---

[2] Les mots suivis d'un astérisque sont définis dans le glossaire en fin d'ouvrage (page 105)

[3] Ancien nom du protochlorure de mercure. Poudre blanche très fine, très dense, insoluble dans l'eau, utilisée en interne pour son action sur le tractus digestif (antiseptique doux, vermifuge, décongestionnant du foie, cholagogue) et en pommade comme antiseptique. Utilisé à hautes doses, le calomel provoquait une intoxication mercurielle. Aujourd'hui, utilisé comme pesticide et fongicide.

rester en bonne santé.
D'autres ostéopathes de renom ont contribué, à la suite de Still, au développement de l'ostéopathie : William Garner Sutherland (1873-1954), Rollin Becker (1910-1996) pour ne citer qu'eux.
Une annexe est consacrée à l'histoire et la compréhension de l'ostéopathie à la fin de cet ouvrage (page 79).

Pourquoi ce livre ?

Début d'un constat
Il m'est apparu nécessaire d'apporter un regard différent sur la plagiocéphalie de plus en plus fréquente. En effet, le couchage du nourrisson sur le dos est tenu pour responsable de cette asymétrie crânienne. Depuis les années 1990 le nombre de plagiocéphalies est en augmentation et cette période coïncide avec les recommandations du couchage sur le dos dans la prévention de la mort subite du nourrisson. Application des recommandations de l'American Academy of Pediatrics (AAP) lancée en 1992. Il n'a fallu qu'un pas pour y prédire une relation directe de cause à effet*.
Néanmoins la plagiocéphalie n'est pas la conséquence directe d'un couchage sur le dos, même si ce dernier peut aggraver cette déformation.
Le constat lors de mes pratiques faisait justement apparaître une incohérence entre la cause évoquée (couchage sur le dos) et la déformation crânienne. Les tensions* ressenties dans mes mains ne se situaient pas toujours au crâne, loin de là même.
Entre le symptôme* et la réalité palpatoire doit exister une cohérence.
Les tensions ressenties dans mes mains se situent sur un axe entre le sacrum et le crâne. Elles sont souvent plus

fréquentes au sacrum qu'au crâne.
La question posée est : le sacrum subirait-il aussi la pression du couchage sur le dos ? Sachant que le bassin est moins lourd que le crâne du nourrisson, cette explication du couchage ne me satisfaisait pas. Mais où est donc la cause ?
Dans notre approche ostéopathique, méthode holistique*, l'ensemble du système corporel est pris en considération et pas uniquement le crâne. Suite aux nombreuses consultations et observations effectuées, j'ai pris la liberté de parler de plagiocéphalie d'origine crânio-sacrée : raison d'un autre regard sur cette pathologie de plus en plus fréquente.
Ce n'est pas parce que le crâne est déformé que l'origine de cette asymétrie se situe au crâne. Bien au contraire. La prise en charge doit se faire de façon globale sur l'ensemble du système corporel, c'est-à-dire sur l'ensemble du corps.

À qui s'adresse cet ouvrage ?

Ce livre s'adresse à tous ceux pour qui la plagiocéphalie est méconnue : aux parents et à tous les professionnels de santé.
Les questions des parents sur l'origine de cette déformation sont nombreuses, tant sur l'évolution esthétique de ce symptôme que sur le développement psycho-moteur de leur enfant. Les réponses le sont beaucoup moins.
Les réponses glanées par les parents sont toutes aussi variées et extrêmes : du « ça récupère tout seul » au « il faut consulter un orthopédiste » avec prescription de casque. De quoi être perdu !
Mon objectif est informatif : reconnaître une plagiocéphalie, informer sur la conduite à tenir, savoir

quels professionnels de santé consulter et obtenir les conseils appropriés.
Ce livre se veut volontairement simple pour le rendre accessible à tous. Le but est d'expliquer le processus de cette déformation crânienne.

Les explications données sont fondées sur la pratique, sur les nombreux cas observés lors des consultations.
Chaque cas est particulier, chaque individu est unique. C'est pour cette raison que la présentation restera globale et générale.

Démarche à suivre
Chaque parent confronté à ce symptôme devra consulter un professionnel afin d'avoir une réponse personnalisée au cas de son enfant. La compréhension du processus d'installation de cette asymétrie crânienne est essentielle pour un réel engagement quant à la prise en charge thérapeutique, car l'évolution vers la ré-harmonisation nécessite du temps.
Les schémas et explications de ce livre sont les informations que je donne à tous les parents.
La notion de temps est un élément essentiel du traitement. Les parents sont tout naturellement impatients de retrouver leur nourrisson avec une tête bien ronde. La récupération va se faire avec le temps, c'est le temps dont a besoin la croissance physiologique du corps.
Souvent les parents attendent beaucoup du thérapeute, attendent que nous donnions une réponse, une solution.

Le thérapeute n'a aucun pouvoir et encore moins celui de « guérir », mais nous avons la capacité d'accompagner le corps en douceur vers une libération des tensions qui lui permettra de retrouver son état de santé.

Seule une palpation* douce, précise et profonde, au fur et à mesure des séances, permet un dialogue avec les parents.

Seul le schéma* corporel du nourrisson et la récupération de la fonction physiologique témoignent de l'évolution de cette plagiocéphalie.

Dans une majorité des cas, l'approche tissulaire ostéopathique contribue à une évolution favorable. Le résultat dépend de la précocité de la prise en charge. Cette notion est essentielle.

La plagiocéphalie

Définition

Le mot plagiocéphalie vient du grec « *plagios* » qui signifie oblique et « *kephalê* » qui signifie tête.

Ce terme désigne une déformation postérieure du crâne avec aplatissement unilatéral ou central du crâne du nouveau-né.

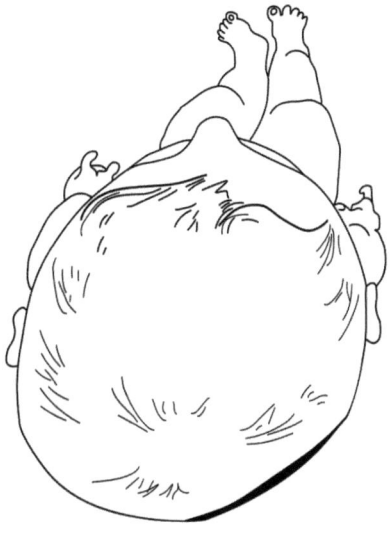

Figure 1. Exemple de plagiocéphalie postérieure droite

Fréquence

On retrouve actuellement une prévalence de cette déformation crânienne chez les petits nourrissons autour de 20 à 30 % (Blanchard, 2015) avec un pic de prévalence autour de 3 à 4 mois.

Afin de ne pas complexifier cet ouvrage, elles ne sont pas décrites juste citées :

Classification

En fonction de la forme du crâne existe une classification qui permet une étude et des statistiques précises.
Cette classification est tirée de la thèse de Marine Blanchard « Conduite à tenir devant une plagiocéphalie positionnelle : revue systématisée de la littérature » (2015, p. 27).

Nom et suture atteinte	Déformation	Schéma
SCAPHOCEPHALIE Atteinte de la suture SAGITTALE	Crâne rétréci en largeur et allongé en antéro-postérieur (dolichocéphalie)	 Réf. Article du Pr. Renier en 2008
TRIGONOCEPHALIE Atteinte de la suture METOPIQUE	Front rétréci et déformé en proue de bateau Hypotélorisme	 Réf. Article du Pr. Renier en 2008
PLAGIOCEPHALIE CORONALE Atteinte de la suture CORONALE	Effacement frontal avec orbite attirée vers le haut et l'arrière et l'extérieur Oreille du côté aplati reculée vers l'arrière	 Réf. Article du Pr. Renier en 2008
PLAGIOCEPHALIE LAMBDOIDE Atteinte d'une suture LAMBDATIQUE	Bombement frontal et occipital controlatéral déplacement postérieur et bas de l'oreille homolatérale	
BRACHYCEPHALIE Atteinte des 2 sutures CORONALES (bilatéral)	Le crâne est raccourci en antéro-postérieur avec la partie inférieure du front reculée et la partie supérieure bombante. Elargissement du crâne transversalement	 Réf. Article du Pr. Renier en 2008
OXYCEPHALIE Atteinte BICORONALE, SAGITTALE et +- METOPIQUE Non présente à la naissance		 Réf. Article du Pr. Renier en 2008

Étiologie

Origine crânio-sacrée

Le phénomène à l'origine de la plagiocéphalie commence soit au cours de la grossesse soit lors de l'accouchement et concerne l'ensemble du corps du fœtus.

Le terme crânio-sacré signifie que l'origine de la plagiocéphalie se situe, à différents endroits, sur un axe entre le crâne et le sacrum et pas uniquement au crâne.

Nombreuses sont les plagiocéphalies d'origine crânio-sacrée.

Lors du développement in-utero du fœtus, l'ossification est le dernier processus à se mettre en place. Les fascias sont alors les tissus principaux du corps, bien plus que le tissu osseux. Bien heureusement, car le fœtus passe au cours de la naissance, à travers le bassin de la maman, grâce à cette malléabilité et adaptabilité tissulaire et osseuse.

Les os ne sont pas solides et compacts comme nous nous le figurons généralement.

Je donne souvent l'image d'une pâte à modeler assez ferme mais déformable. Le contenu doit s'adapter au contenant. Le mou (fœtus) contre le dur (bassin de la maman) c'est le mou qui perd.

Ces fascias sont du tissu conjonctif. Le tissu conjonctif est détaillé en annexe à la fin de ce livre (page 93).

La plagiocéphalie résulte d'une compression trop importante lors de la grossesse ou lors de l'accouchement, sur une structure* en développement encore malléable. Cette compression ne concerne pas uniquement les structures osseuses malléables mais concerne surtout les structures tissulaires et particulièrement le tissu conjonctif de l'ensemble du corps.

Se reporter à la page 30 pour explication de l'axe dure-mère.

À ma connaissance il n'existe pas d'études précises sur l'origine de la plagiocéphalie, surtout en ce qui concerne la période prénatale. Seules les constatations cliniques permettent d'échafauder des hypothèses.

Comme toute hypothèse, elle reste un modèle juste qu'à ce que la science puisse valider ou invalider cette hypothèse.

Les nombreux constats au niveau palpatoire et les résultats obtenus sont encourageants. Une prise en charge pluridisciplinaire peut être utile dans les formes de plagiocéphalies les plus sévères. D'autant que ce symptôme est de plus en plus fréquent.

Autres origines

L'origine de la plagiocéphalie peut se situer ailleurs que sur l'axe crânio-sacré.

L'approche ostéopathique a également dans ce cas de figure toute sa place.

Je me contente juste de les citer, car ils ne constituent pas les cas les plus fréquents et ne font pas l'objet de cet ouvrage.

La plagiocéphalie peut trouver son origine suite à :

— un torticolis congénital. Un chapitre lui est consacré à la fin de cet ouvrage (page 71),

— une cranioténose qui se définit par une fermeture prématurée ou absence d'une suture. L'indication est chirurgicale en fonction de la localisation de la suture et de son étendue.

— la dysplasie* ou luxation de hanche,

— la fracture de clavicule à la naissance,

— une maladie génétique ou orpheline,

— un retard du développement avec divers troubles

auditifs ou visuels,
— une hypotonicité* axiale rentrant dans des cas cliniques de divers syndromes*.
Ces cas sont bien heureusement peu fréquents.
Le diagnostic est d'ordre médical, le symptôme peut apparaître dès la naissance ou au cours du développement psycho-moteur de votre enfant.
Néanmoins, l'ostéopathe orientera votre enfant vers le médecin ou le pédiatre en cas de doute.
Le doute survient lorsque le schéma perçu par les mains de l'ostéopathe n'évolue pas favorablement.

Notions simples d'anatomie

Le crâne osseux
Le crâne est constitué de deux parties :
– la base et la voûte forme un ensemble nommé neurocrâne,
– la face nommée viscérocrâne.

L'origine
Ces parties ont une origine embryologique différente et évoluent à des rythmes différents.
Pour simplifier, la base est cartilagineuse. Elle protège les centres neurologiques vitaux, notamment le cerveau.
La voûte est d'origine membraneuse. Sa malléabilité jouera un rôle adaptatif important lors de l'accouchement.
La face est d'origine membraneuse.

La croissance
La base et la voûte se développent principalement sous l'influence de la croissance du cerveau.
Le volume cérébral double entre le stade fœtal et l'âge de 6 mois, triple entre le stade fœtal et l'âge de 2 ans.
À la naissance le périmètre crânien mesure 35 cm, pour atteindre 47 cm à la fin de la première année. Les trois premiers mois, le périmètre crânien évolue de 6 cm.
Cet important développement crânien des premiers mois est le facteur essentiel de ré harmonisation lorsque les restrictions profondes responsables de la plagiocéphalie ont été levées. D'où l'importance de la précocité du traitement ostéopathique.
La face se développe plus lentement que le reste du crâne. Les fonctions de l'oralité entre autres, vont stimuler son développement.

Le puzzle

Le bébé se différencie de l'adulte par son nombre d'os. En effet un squelette adulte compte 206 os et un nourrisson qui vient de naître 350 ! Ces 350 os vont se souder au cours de la croissance, jusqu'à l'âge de 25 ans. Le crâne, comme le reste du corps, n'est donc pas fait en une seule pièce osseuse. Il en compte 34 en moyenne. Chez le fœtus chaque os comporte lui-même plusieurs parties.

L'occiput (os de la partie postérieure du crâne) adulte constitue une seule pièce tandis que chez le nourrisson, à la naissance quatre pièces osseuses se distinguent.

Chaque os comporte, à l'origine, des centres d'ossification correspondant aux futurs plaques osseuses du crâne. Elles vont croître, se rapprocher, mais ne vont pas fusionner. Apparaissent alors les sutures crâniennes comme une frontière entre chaque os.

Deux plaques osseuses malléables se joignent entre elles par une zone appelée suture.

À l'intersection de plus de deux plaques osseuses se trouvent une zone plus large appelée fontanelle. Il en existe six sur le crâne d'un nourrisson.

La nature de la fontanelle est membraneuse, faite précisément de tissu conjonctif.

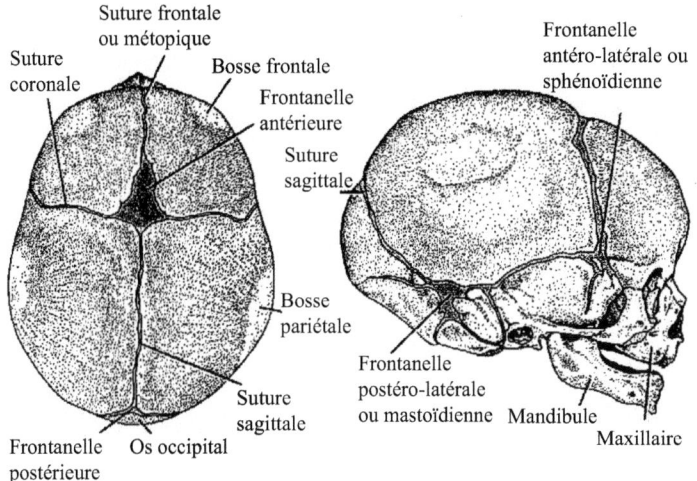

Figure 2. Le crâne à la naissance, d'après Sadler & Langman, (p. 181)

Cet ensemble osseux, qui constitue le crâne, reste mobile tout au long de notre vie.

Cette mobilité crânienne a été découverte par William Sutherland (1873-1954), élève de Still. Son histoire est relatée dans la partie annexe à la fin du livre (page 84).

La colonne vertébrale (cervicales, dorsales, lombaires) et le bassin constitué des iliaques, du sacrum et du coccyx, prolongent le crâne. L'ensemble constitue le squelette osseux axial.

Lors du traitement de la plagiocéphalie, l'ostéopathe va ré harmoniser ces différentes parties du crâne les unes par rapport aux autres, mais va aussi équilibrer l'ensemble du système corporel du crâne au sacrum.

Le tissu conjonctif

La description du tissu conjonctif se veut volontairement simple.

Néanmoins, en annexe (page 93) le lecteur trouvera une description plus complète du tissu conjonctif.

Le tissu conjonctif représente 2/3 du volume total du corps, soit 80 % du tissu corporel.

Pour faciliter la compréhension, je cite la dure-mère, les ligaments, les muscles et les fascias.

La dure-mère

Le système nerveux central (cerveau, moelle épinière) est entouré par trois couches fibreuses membraneuses appelées méninges. Une de ces couches, la plus externe porte le nom de dure-mère. Elle est fibreuse, rigide, résistante donc peu élastique. Elle est accolée à la face interne des os du crâne. Elle s'étend du crâne, descend le long de la moelle épinière et se termine au sacrum. Elle se prolonge au niveau des nerfs crâniens, rachidiens et en bas de la colonne par le filium terminal.

Les recherches réalisées en dissection par Hafida Izelfanane, ostéopathe, mettent en lumière la relation étroite entre les attaches de la dure-mère et la colonne vertébrale, du crâne au sacrum (Izelfanane, 2007).

Rôle mécanique

La dure-mère constitue un lien mécanique entre la base du crâne et le sacrum. Ce lien mécanique constitue la base de notre travail en approche tissulaire ostéopathique. Se reporter au chapitre « Le crâne, une partie d'un tout » (page 36).

La fontanelle est constituée de dure-mère. Sutures et fontanelles permettent aux os du crâne de se chevaucher lors de l'accouchement. Elles sont une zone d'adaptation.

Cette malléabilité permet au périmètre crânien du fœtus de se faire le plus petit possible pour passer dans la filière de naissance.

Ces zones d'adaptation permettent également la récupération de la déformation du crâne au fur et à mesure que les zones de contraintes sont libérées. Ces espaces permettent la croissance du crâne dans lequel évolue le cerveau.

Durant la première année, le crâne de votre enfant va grandir de façon importante. Ce facteur de croissance joue alors pleinement son rôle pour nous aider à récupérer l'asymétrie.

Rôle immunologique

Les méninges contiennent le liquide céphalo-rachidien, bien connu pour les ponctions lombaires. Elles constituent une barrière contre les infections bactériennes.

Les organes

Un organe est un ensemble de tissus spécifiques (ensemble de cellules) capable de remplir une fonction. Ils ne peuvent fonctionner seuls et sont reliés à d'autres organes constituant un système.

Par exemple, le système digestif comprend l'estomac mais aussi l'œsophage, le foie, le pancréas, le colon, les glandes salivaires…

Les muscles
En histologie*, il est différencié 3 types de muscles :
– les muscles striés les plus connus. Ils sont composés des cellules contractiles permettant le mouvement,
– les muscles lisses situés sur tous les organes comme utérus et intestins,
– le muscle cardiaque.

Les ligaments
Les ligaments sont des courtes bandes de tissu conjonctif fibreux très solides qui relient un os à un autre dans une articulation.
Exemple, la rupture des Ligaments croisés au niveau du genou est très connue des sportifs.

Les tendons
Les tendons sont une bande de tissu conjonctif tendu entre un os et un muscle. C'est un lien d'attache en continuité entre les deux structures qu'ils unissent.
L'exemple typique est le tendon d'Achille.

Les fascias
Pour simplifier, car ils sont bien plus que cela, les fascias sont du tissu conjonctif sous forme de membranes qui séparent les loges musculaires. Ils permettent le glissement des différents groupes musculaires entre eux. Ce sont les parties blanches que nous voyons sur un morceau de viande.
Tous ces tissus, de la dure-mère aux fascias, sont donc impliqués à des niveaux qui leur sont propres, à la

déformation du crâne. Ils méritent donc une attention particulière que votre ostéopathe percevra par le biais de son toucher.

Ils participent très largement à l'unité du corps de part leur fonction de tenségrité*.

> « Ce tramage, appelé tissu conjonctif, lien globalisant de notre structure vivante, est constitué de structures fibrillaires à orientations désordonnées, réalisant des formes plus ou moins polygonales. » (Guimberteau, 2004, p. 11) [4]

À l'image d'une toile d'araignée, ainsi constituée chaque partie du corps participe au maintien, au soutien d'une autre partie.

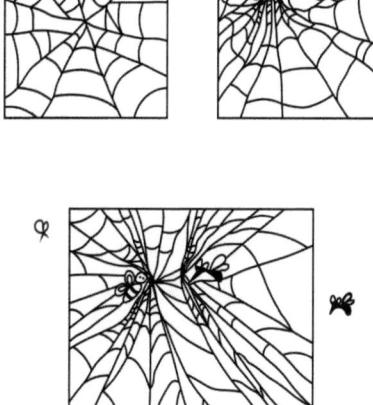

Figure 3. Notre fascia telle une toile d'araignée.

---

[4] Le Dr Jean-Claude Guimberteau est né en 1947. Il est chirurgien et plasticien de la main, spécialisé en microchirurgie, réimplantation et transplantation d'organes, directeur scientifique de L'Institut aquitain de la main. Conférencier, chercheur, auteur, il mit en évidence un système de glissement et d'interdépendance des structures entre elles.

Au fur et à mesure que la toile capture les insectes, elle s'adapte en se déformant. Chaque partie de la toile participe à cette nouvelle transformation, faisant apparaître une nouvelle image d'elle.

Les tensions responsables de la déformation du crâne font partie intégrante du système corporel.[5]
Il est donc aisé maintenant de comprendre qu'une déformation du crâne peut trouver son origine, sa cause* à l'autre extrémité du corps.
La tension réciproque de la dure-mère et l'organisation multidirectionnelle des fascias l'expliquent.
Le schéma de la « toile d'araignée » est le *pattern* cher à Still.
Le schéma d'adaptation apparaît dans nos mains avant même que la plagiocéphalie soit visible. C'est en cela que l'ostéopathie a toute sa place dans le traitement préventif des nourrissons.
Des explications plus précises sont données page 39 « Un des mécanismes de la plagiocéphalie ».

C'est la raison pour laquelle je ne suis pas en total accord avec l'idée qui prétend que le couchage sur le dos est à l'origine de la plagiocéphalie. De plus, ça fait des milliers d'années que l'on couche les enfants sur le dos et la plagiocéphalie n'a pas été remarquée comme étant un problème fréquent au cours des siècles. Je suis d'accord pour dire que cette position aggrave le « plat » du crâne, car elle limite les mouvements de la tête. Ces mouvements sont importants pour la récupération. Davantage d'explications sont données dans le chapitre des conseils donnés aux parents.

---

5 Pattern signifie modèle pour Still. Comme un plan construit par un grand architecte. Pour la citation complète se reporter page 82.

Le système liquidien corporel
Un enfant de 0 à 6 mois est composé de 75 % d'eau.
Trois systèmes circulatoires cohabitent :

Le liquide céphalo-rachidien
Il se situe au niveau du cerveau et de la moelle épinière. Il a un rôle protecteur en amortissant les chocs. Il régule la pression à la base du cerveau. Il a une fonction nourricière en nutriments et hormones pour le système nerveux.

Le système cardio-vasculaire
Il a pour fonction de distribuer aux différents organes, grâce au sang, les nutriments indispensables à la vie. Il permet également d'éliminer leurs déchets.

Le système lymphatique
Connu principalement pour son rôle immunitaire avec la présence des globules blancs, le système lymphatique a également un rôle important pour détoxifier le corps. Il permet la circulation de certains nutriments et des hormones entre autres.
Il s'agit d'un vrai réseau communicant et échangeant à chaque instant d'un endroit à l'autre du corps.
Ces trois systèmes cheminent à travers les orifices des structures osseuses ou le long des fascias ou à travers les muscles, à toutes les profondeurs du corps.
Les tensions entre ces différentes structures vont constituer autant de ralentissement ou de barrages diminuant le flot de ces liquides.
La conséquence sera un apport moins important donc une moins bonne vitalité* des cellules et par voie de conséquence une fonction physiologique perturbée, autant en ce qui concerne l'apport des nutriments que

pour l'évacuation des déchets.
Le système liquidien doit pouvoir circuler librement. L'ostéopathe peut également intervenir par son toucher pour libérer les zones barrages qui contrarient ces apports vitaux aux différents organes.

> « Le devoir du praticien n'est pas de guérir le malade mais d'ajuster une partie ou l'ensemble du système afin que les fleuves de la vie puissent s'écouler et irriguer les champs assoiffés. » (Still, 2017 p. 246)

Les accouchements traumatiques peuvent engendrer ce type de ralentissement.
Or durant la période périnatale, tous les tissus sont en formation, y compris le cerveau. Ils ont besoin que le débit sanguin soit optimum et ceci dans l'ensemble du corps.

Le crâne, une partie d'un tout

Les patients s'interrogent souvent sur notre pratique crânienne. Effectivement, dans l'approche tissulaire de l'ostéopathie, l'ensemble du système crânien est important pour le reste du corps.
Comment chaque partie du corps contribue-t-elle au tout ?
La face interne du crâne est tapissée par une membrane appelée la dure-mère comme vu précédemment. Elle tapisse tout l'intérieur du crâne, la face y compris. Elle est visible au niveau des fontanelles.
Elle recouvre donc le cerveau dont elle est séparée par du liquide (liquide céphalo-rachidien) et se poursuit par la base du crâne tout le long de la moelle épinière jusqu'au sacrum, coccyx et périnée.
La dure-mère est une membrane représentée comme un « canal » tendu entre le crâne et le sacrum. Ainsi

constituée, elle relie mécaniquement le crâne au bassin. En vertu de son peu d'élasticité et sa rigidité, il se crée entre les deux extrémités du corps un rôle mécanique de tension réciproque. Si une des extrémités est en tension, l'autre en subira les conséquences.

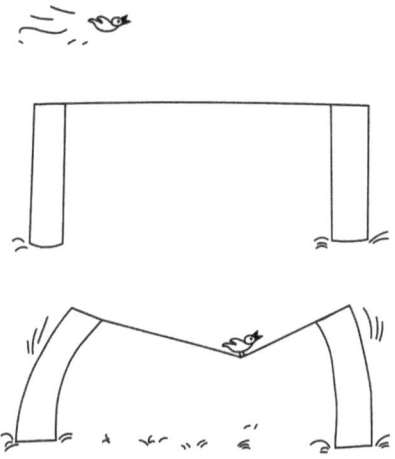

Figure 4. fil à linge entre 2 poteaux

Et voilà comment un traumatisme* au bassin peut se répercuter au crâne et vice versa.
De la même manière, une plagiocéphalie peut trouver sa cause au niveau du sacrum ou d'une zone vertébrale, souvent le diaphragme.

En évoquant l'influence du cerveau sur le développement crânien, Roselyne Lalauze-Pol[6] émet la possibilité que la dure-mère intervienne.
    « D'autres éléments ont été relatés tel le

---

6 Roselyne Lalauze-Pol , titulaire d'un D.E de masseur-kinésithérapeute en 1971, poursuit des études en ostéopathie et complète son cursus par 2 DU. Elle est connue pour ses recherches en pédiatrie dans les maternités au Vietnam. Elle travaille en partenariat avec L'hôpital Robert Debré à Paris.

> système de tension de la dure-mère, qui semble avoir une action sur la morphologie crânienne ». (Lalauze-Pol, 2016 p. 99).

Les différents systèmes cités précédemment contribuent à une continuité. Qu'il s'agisse des liens tels que les ligaments, les tendons reliant os et muscles ou des systèmes liquidiens nourriciers circulant intimement entre les structures pré-citées, chacun participe à ne faire qu'un.

Tous forment une unité. Tous ces différents tissus sont du tissu conjonctif.

Un des mécanismes de la plagiocéphalie

Le constat
Ce nouveau regard sur la survenue de la plagiocéphalie est né d'un constat fréquent lors de consultations.

En libérant des tensions plus importantes au sacrum qu'au crâne, la plagiocéphalie s'est améliorée assez rapidement, sans être intervenu spécifiquement, de façon analytique sur le crâne proprement dit.

Les conditions de survenue côté bébé
D'une part, le lien d'unité dans le corps est une réalité constatée par le monde scientifique et d'autre part, l'ossification est un processus tardif chez le fœtus.

Les structures du nouveau-né sont constituées principalement de cartilage avec des plaques d'ossification. Les sutures d'un os par rapport à un autre sont des zones d'adaptation indispensables pour assumer les contraintes de la naissance. L'existence de ces zones contribue également à cette récupération.

L'ossification va se réaliser progressivement après la naissance et durant la première année de vie du nourrisson.

Bien que le modelage osseux soit quasi définitif vers l'âge de 18 mois, la structure vivante de l'os reste malléable tout au long de notre vie.

« Géologie » comparative
Les os du crâne sont comme les plaques des continents, ils bougent. Heureusement, car au moment de la naissance, ils pourront à l'extrême se chevaucher pour passer le défilé pelvien de la maman parfois trop étroit.
Le défilé pelvien constitue le bassin maternel, tunnel

emprunté pour venir au monde. L'espace entre le bassin et le fœtus est exigu.

Donc vous avez bien compris que lorsqu'existe un conflit entre le mou (crâne cartilagineux, membraneux) et le dur (bassin de la maman), c'est le mou qui perd. Et voilà que ce crâne solide, car résistant à une pression utérine mais déformable au possible, un peu comme de la pâte à modeler, va être soumis à une contrainte laissant une empreinte. Cette empreinte **n'est pas toujours visible à l'œil à la naissance, mais elle est, belle et bien, présente dans les tissus.**

Ce processus concerne, bien sûr, l'ensemble du corps du fœtus.

Souvenez-vous du « *pattern* » schéma inscrit dans les tissus du corps.

Souvent vers l'âge de 3 à 4 mois en raison de la croissance, la plagiocéphalie apparaît au grand étonnement des parents, les premiers à le constater.

Pourquoi vers 3 à 4 mois ?

L'une des hypothèses est l'arrivée, à cet âge, d'un pic de croissance tant sur le plan physique que sur le plan neurologique.

– la croissance physique crânienne a été évoquée page 28. Ce pic de croissance se manifeste aussi par un appétit plus important.

– la période des 3 mois est aussi une période de transition neurologique majeure.

Cette croissance permet l'évolution de son développement moteur global, par l'acquisition d'une étape supplémentaire. À cet âge l'enfant peut tenir et stabiliser sa tête. Votre bébé va pouvoir relever la tête et le tronc en position allongée sur le dos. Il relève la tête en position ventrale également et prendra appui sur ses avant-bras.

L'autre hypothèse est que le système corporel n'a plus assez de souplesse et d'élasticité pour répondre à cette contrainte de naissance. Je vous renvoie à notre membrane – la dure-mère – et l'ensemble des fascias.

Le pic de croissance associé à un manque d'élasticité va permettre à l'empreinte de la contrainte de s'afficher plus nettement et la plagiocéphalie sera dorénavant visible.

Chaque bébé connaît une évolution qui lui est propre. Il faut donc ne pas s'alarmer si l'acquisition d'une position n'est pas obtenue à un certain âge. Très certainement, il s'éveille plus dans d'autres domaines : il peut gazouiller plus vite et être moins actif sur le plan moteur.

La différence d'un enfant à un autre peut varier de 1 à 2 mois.

Les conditions de survenues environnementales

Ce mécanisme à l'origine de la plagiocéphalie peut se produire lors de la grossesse ou au moment de l'accouchement. Plusieurs hypothèses sont envisagées :
– contraintes survenant au cours du développement embryonnaire pour lesquelles il n'existe pas d'études à ma connaissance.
– contraintes pouvant résulter également d'une position du fœtus, un peu coincé sous les côtes de la maman ou dans une position non physiologique. Les bébés peuvent se mettre en position transverse, en siège, se présentant de face ou plus souvent un bébé bien positionné, la tête en bas dans le bassin, mais trop tôt (bébé porté bas). Cette hypothèse est développée par notre confrère Bruno Conjeaud dans le syndrome du rez-de-chaussée. Le contenant grandissant moins vite que le contenu, il y a « crise du logement » (Conjeaud, 2005)..

– contractions utérines importantes et répétées au cours de la grossesse,
– menace d'accouchement précoce,
– grossesse multiple : moins de place induit plus de contraintes,
– l'état de trophicité* de la paroi utérine. L'élasticité ou la souplesse de la paroi utérine peut être modifiée suite à des cicatrices (césariennes précédentes ou autres), suite à des traitements médicamenteux ou hormonaux,
– l'accouchement est aussi une période à risque puisque le rapport contenu (mobile fœtal) contenant (bassin de la maman) rend le passage exigu. La descente du fœtus dans le bassin peut prendre du temps, ce temps est crucial. Le passage est étroit et la descente du bébé peut être ralentie au point que ventouse* et forceps* doivent être utilisés.

Conclusion

La période anténatale est une période vécue à huis-clos. Quant à l'accouchement, la maman peut nous exprimer ce qu'elle a vécu et comment elle l'a vécu, mais le bébé aurait, lui, une toute autre histoire à nous raconter.
Le seul témoin de cette histoire est le système corporel de l'enfant.
Le passage du fœtus dans le bassin de la maman est étroit. C'est tout le corps malléable du bébé qui se modèle au bassin dur de la maman. Le corps sera donc le témoin de ce passage.
Ce témoin corporel imprime un schéma unique. Chaque histoire est différente et unique.

Pour qu'une compression s'imprime sur le fœtus, pour que cette contrainte laisse une « empreinte », une mémoire dans les fibres tissulaires, la force de compression doit être suffisamment importante et surtout doit se faire sur un laps de temps assez long ou à répétition.

Des simples contractions, comme nombre de mamans ressentent suite à un manque de repos, ne suffisent pas à entraîner ce processus.

Nous pourrions penser que lorsqu'une pression a été exercée durant la période fœtale, l'empreinte est plus importante et la récupération plus longue à obtenir. La pression s'est faite sur du long terme et les fascias ont eu le temps de se « modeler » par une perfusion tissulaire de moins bonne qualité. Les tissus sont moins irrigués.

Mais le constat en pratique ne va pas toujours dans ce sens.

Quoi qu'il en soit, une intervention précoce et rapide donne les meilleurs résultats. Une surveillance plus particulière est nécessaire lors des 3 à 4 mois du nourrisson.

Au cours du développement de votre enfant, la partie du corps comprimée lors de la naissance va connaître un ralentissement de sa croissance suite à une compression ou une tension dans les profondeurs des tissus.

Raison pour laquelle la plagiocéphalie est un ralentissement de la croissance sur une partie du crâne. Au fur et à mesure que les mois s'écoulent, sans aide, ce ralentissement aura une répercussion sur la symétrie du crâne de votre enfant.

Le potentiel* de croissance inhérent aux structures est malgré tout bien présent au sein des tissus.

Plagiocéphalie d'origine crânio-sacrée

Seule la vitesse de croissance sera plus lente.
Un peu comme le lièvre et la tortue expliqué par les dessins ci-dessous.

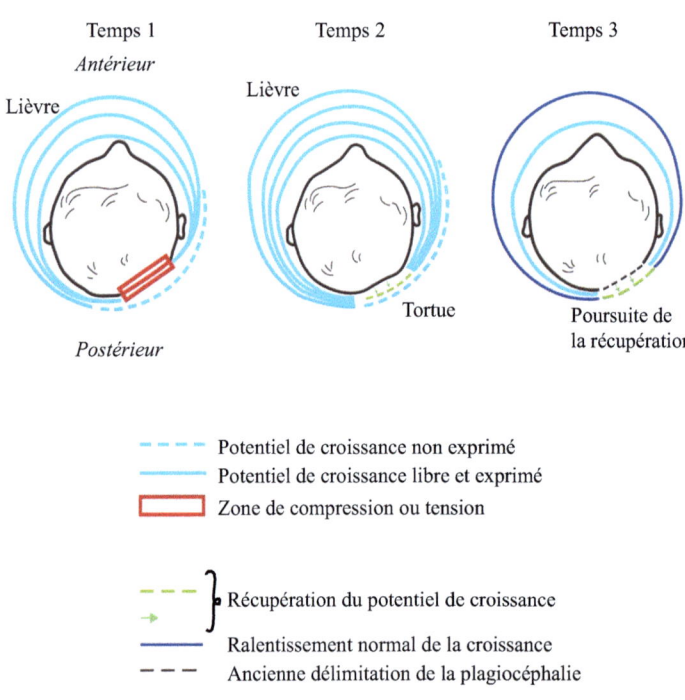

Figure 5. Le potentiel de croissance

Temps 1 : la plagiocéphalie postérieure droite s'installe avec la croissance. La zone de compression ne peut exprimer son potentiel de croissance, à l'inverse des autres parties du crâne libres.

Temps 2 : au fur et à mesure de la libération de la zone de compression, le potentiel de croissance peut commencer doucement à s'exprimer, mais avec un temps de retard. La partie libre « galope » comme le lièvre, pendant que la partie en cours de libération, la tortue, reprend tranquillement sa croissance.

Temps 3 : la croissance du crâne ralentit de façon physiologique. Vers les 2 ans et demi de l'enfant, la croissance de la base et de la voûte ralentit. Le visage (la face) va prendre le relai. Le lièvre sera quasi arrivé, la tortue poursuivra tranquillement sa croissance pour une récupération maximale.
La récupération de la plagiocéphalie se fait avec le temps. La surveillance de l'enfant se poursuit jusqu'à ses 3 ans, comme expliqué dans le chapitre rythme des séances (page 55).

Plagiocéphalie d'origine crânio-sacrée

Crâne - Vue de profil
Plagiocéphalie postérieure droite

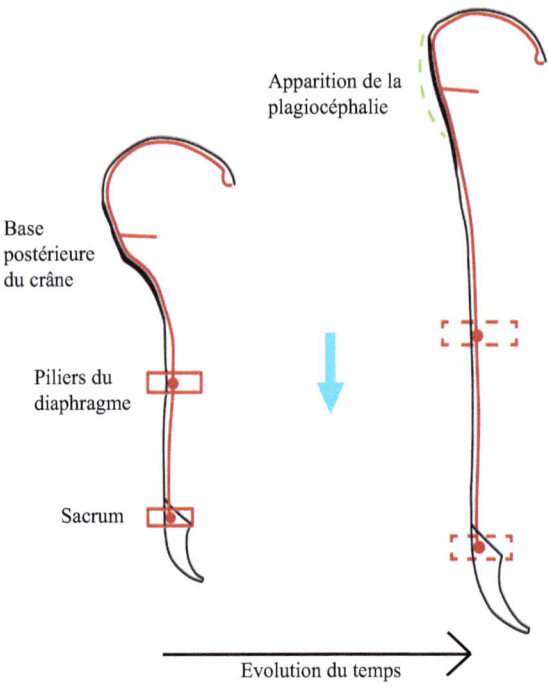

Figure 6. Le lien entre le crâne et le sacrum

Cette vue de profil explique que la zone de compression peut se situer ailleurs qu'au crâne.

La dure-mère permet de relier la base au crâne. Une zone de tension, ou de compression à un endroit quelconque du corps, aura une répercussion à l'autre bout. Cette vue schématise une zone de restriction de mobilité au sacrum, ou sur la colonne vertébrale, au niveau du diaphragme (parfois c'est la raison des reflux associés).

La croissance axiale du nourrisson étant inévitable, la dure-mère, peu élastique, va répondre à cette croissance, au détriment du développement de la base postérieure du crâne.

Au fur et à mesure que les zones en restriction de mobilité seront libérées, la croissance de cette base du crâne pourra reprendre. La plagiocéphalie récupérera alors au maximum de ses possibilités.

Cela dépend, bien entendu, de la précocité de la prise en charge.

Prise en charge ostéopathique

L'évolution sera d'autant plus favorable que de la prise en charge se fera au plus tôt, dès l'apparition d'une asymétrie crânienne.
Le crâne du nourrisson est malléable comme évoqué précédemment.
Il s'agit de libérer in situ le potentiel de croissance non manifesté. C'est un atout d'avoir toute la croissance à venir au service du système corporel.
Les ostéopathes sont les seuls professionnels à pouvoir accompagner le corps par le biais d'une palpation douce afin de lui permettre de retrouver son chemin de croissance harmonieuse.
Les parents ont un rôle et une place importante.
Des conseils et quelques stimulations de votre part participeront à cette évolution. Ces conseils sont évoqués plus loin « Conseils aux parents » (page 60).
La prise en charge peut être pluridisciplinaire afin d'apporter à votre enfant le meilleur pronostic quant à l'évolution de la plagiocéphalie.
Votre ostéopathe pourra si nécessaire prendre contact avec le pédiatre, le médecin ou le masseur-kinésithérapeute.

Anamnèse
L'anamnèse consiste à un ensemble de questions posées par le thérapeute afin de mieux cerner l'apparition de la plagiocéphalie et l'environnement de votre enfant.

Circonstances et antécédents
Les circonstances de la grossesse et de l'accouchement occupent une place importante. Votre bébé commence sa vie dès la conception. Chaque événement traumatique

ou émotionnel peut (ce n'est pas systématique) interférer sur son système corporel et son état émotionnel.
Les antécédents concernant la maman, le bébé ainsi que les antécédents familiaux, constitueront aussi une partie de l'anamnèse.
La date d'apparition de la déformation.

Les troubles associés

Il vous sera demandé s'il existe des troubles associés tels que des troubles digestifs (reflux*, régurgitations*), des troubles du sommeil, des troubles du comportement* (énervement, pleurs).
Ces troubles associés sont fréquents, étant donné que les tensions concernent l'ensemble du système corporel. Ils génèrent un mal-être général chez l'enfant qui n'est pas apaisé.

Stades de développement moteur

En fonction de l'âge de votre enfant, le thérapeute va s'intéresser à son évolution psychomotrice :
– Quels sont les stades acquis et à quel âge ?
– La rotation active et passive de la tête par stimulation visuelle ou auditive,
– Relève-t-il la tête ?
– Se retourne-t-il ? Plus facilement d'un côté que de l'autre ?
La plagiocéphalie devant être prise en charge rapidement, le nourrisson n'a en général pas dépassé ces étapes motrices.
Dans une prise en charge plus tardive, le thérapeute vous interrogera sur les stades psychomoteurs suivants.
– Rampe-t-il ?
– Tient-il assis ?
– Tient-il la position quatre pattes ?

L'ostéopathe cherchera une cohérence entre les circonstances de survenue de la plagiocéphalie et le schéma corporel de votre bébé ressenti par l'intermédiaire de son toucher.

Néanmoins, le système corporel est très complexe, les circonstances sont parfois inconnues, l'essentiel est de libérer les tensions plus que de les expliquer.

Examen clinique ostéopathique

L'examen clinique ostéopathique consiste à évaluer :

Le schéma spontané du corps

Il s'agit de la position dans laquelle se met spontanément le corps du bébé lorsque la maman le pose sur la table d'examen. La position de l'ensemble du corps, y compris les membres inférieurs, est observée.

Une plagiocéphalie s'accompagne très souvent d'une position asymétrique de l'ensemble du corps. Le corps peut se présenter en virgule, c'est-à-dire concave* à gauche ou à droite.

Si le corps est concave à gauche (la gauche de l'enfant), le crâne, la colonne et le bassin ne sont plus alignés, le crâne et le bassin seront désaxés vers la gauche. Le corps se présentera selon la forme d'une virgule ou selon la forme d'une parenthèse.

Il peut également se présenter en torsion (ceinture scapulaire en rotation dans un sens et ceinture pelvienne en rotation dans le sens inverse).

Le bébé peut présenter aussi un schéma d'extension, le corps s'arc-boute en arrière. Souvent le bébé est dit très tonique pour son jeune âge. Les parents remarquent cette position en portant l'enfant.

La forme du crâne
La forme du crâne est observée et plus spécifiquement :
– la grandeur des fontanelles (la postérieure se ferme vers l'âge de 2 à 3 mois, l'antérieure vers 18 à 24 mois),
– le chevauchement éventuel des sutures ressenti comme un bourrelet,
– la face, le profil, la vue supérieure et postérieure sont examinés,
– l'alignement ou non des oreilles, la symétrie des yeux et de la bouche,
– l'alignement nez-centre de l'arrière crâne sera vérifié également.

Les photos
Cet examen s'accompagne de photos prises par les parents.
L'idéal est de les réaliser toujours dans les mêmes conditions, à savoir avec les mêmes angles de prises de vue. Ce qui n'est objectivement pas simple. De ce fait, les photos ne sont pas, à elles seules, suffisamment fiables pour évaluer l'évolution de la plagiocéphalie. Par contre, elles sont le reflet de l'évolution entre ce qui se passe à l'intérieur du corps et à l'extérieur, c'est-à-dire entre la fonction et l'esthétique.
Celles-ci seront prises avant chaque consultation. Elles permettent de voir l'évolution entre la base du crâne, la voûte et la face. Il faudra donc une photo prise de profil (côté du plat créé par la plagiocéphalie), une prise vue du dessus et une photo de face de l'enfant.
Les modalités de prise de vue seront proposées par le praticien.
Ces clichés lui permettent de visualiser les modifications entre ces trois parties qui chercheront à se compenser les unes par rapport aux autres.

L'ostéopathe, de par son travail, s'intéresse à la fonction. La plupart des parents portent leur attention sur l'esthétique. Lorsque le corps se trouve soulagé de ses tensions, la fonction se rétablit et l'esthétique suivra avec un décalage dans le temps.

L'examen clinique de l'ostéopathe n'écarte en rien les examens mensuels à effectuer par le médecin ou le pédiatre. Nos intérêts sont identiques : le bien être et la bonne évolution de votre enfant. Nos examens sont différents mais complémentaires.

Le médecin et le pédiatre vérifient à chacune des visites, différents paramètres médicaux.

Il vérifie le poids et la taille de votre enfant et tous les paramètres cardiaques et respiratoires ainsi que le périmètre crânien.

Le crâne va évoluer de façon importante jusque 2,5 voire 3 ans pour connaître ensuite une croissance plus lente laissant alors à la face le plein développement.

Ceci est important pour comprendre que le traitement d'une plagiocéphalie, surtout si elle est sévère, va demander du temps.

Principes de traitement

L'ostéopathie est une médecine manuelle systémique*, holistique.

L'attention portée à la plagiocéphalie lors d'une séance est globale.

Premier temps

Une attention sur l'ensemble du système corporel pour libérer l'axe de la dure-mère.

En approche tissulaire nous considérons la dure-mère comme la première structure organisatrice (mécanique) du corps : c'est autour d'elle que s'attachent toutes les

autres structures du corps soit directement (crâne, colonne vertébrale et bassin formant l'axe), soit indirectement (tout ce qui s'attache sur les structures déjà citées, à savoir les membres supérieurs et inférieurs).
De ce fait, récupérer la liberté de cet axe dure-mérien entre la base du crâne et le sacrum est primordial. Cela constitue les « fondations ».
Il n'est pas envisageable de traiter une plagiocéphalie en n'examinant que le crâne de l'enfant.

Second temps
Après une approche systémique, au fur et à mesure des séances, l'ostéopathe sera attiré par des zones corporelles plus régionales ou locales. Chaque individu étant unique, chaque vécu étant unique, chaque corps s'organisant d'une manière qui lui est propre, ces zones seront différentes d'un individu à l'autre.
L'ostéopathe va enlever les tensions à l'origine de ces adaptations. Libérer les tensions va permettre au corps d'exprimer pleinement son potentiel de croissance.
Pour plus de détails sur la mise en place de ces zones se reporter page 95.

Troisième temps
Chaque fin de séance permet de ré harmoniser l'ensemble du corps dans sa globalité*.

Le traitement proprement dit

Afin de rester simple et accessible à tous, pour les personnes désirant avoir plus de détails, je les invite à se reporter à l'annexe 2 (page 89). Néanmoins voici les grandes lignes.

Libérer
Libérer toutes tensions, quelle que soit leur nature, afin de permettre à la physiologie de reprendre ses fonctions et ainsi permettre au corps de retrouver un état de santé. Tel est le dessein de l'ostéopathie.
Mais à quel rythme doivent être posés les rendez-vous ?

Le rythme des séances
Dans un premier temps, les tensions doivent être libérées le plus vite possible. C'est une course contre la croissance. La croissance aggrave la plagiocéphalie. Rares sont les cas où l'asymétrie s'améliore par elle-même.
Les asymétries crâniennes peu évoluées peuvent connaître une bonne évolution sans aucun traitement. Mais dans ce cas, est-ce que l'examen a porté sur l'ensemble du corps pour vérifier que le corps n'a pas compensé à un autre endroit ?

Dans la première phase de prise en charge, la croissance pourrait être considérée comme « anti-ostéopathique ». Rappelez-vous le lièvre et la tortue. Les parties libres du crâne « galopent » plus vite que les parties comprimées. Malheureusement, l'ostéopathe n'a pas de baguette magique.
Dans cette phase, l'ostéopathe proposera 2 à 3 séances rapprochées, espacées de 3 semaines voire 1 mois. Cette

phase de traitement vise à libérer principalement l'axe entre la base et le sacrum.

La deuxième phase de cette prise en charge sera l'accompagnement des conséquences de la croissance et la libération des zones de moindre mobilité plus locales et spécifiques.

Les tensions majeures accumulées dans le système corporel sont en grande partie relâchées.

L'enjeu de la croissance

Les tensions résultantes de la croissance seront quant à elles à surveiller. La croissance va jouer sur l'élasticité des tissus, la « mémoire tissulaire ». La moindre tension résiduelle, parfois trop petite pour la perception de la main du thérapeute le jour du soin, va avec le temps s'afficher davantage.

Les séances seront alors plus espacées (3 à 4 mois) et le délai sera fixé en fonction de l'évaluation des tensions des tissus de votre enfant par le thérapeute. Mais la surveillance est nécessaire, car le schéma du corps peut s'afficher à nouveau, mais de façon moindre, jusqu'aux 18 mois de l'enfant.

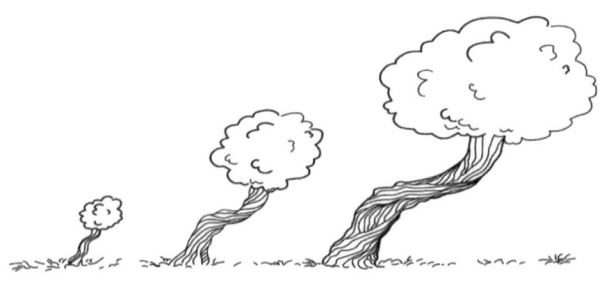

Figure 7. Dessin de l'arbre courbé

« Au plus profond de son cœur, le Dr. Sutherland ressentait que 'tous ces rameaux courbés' sont de la plus grande importance !' Il étayait sa réponse à ces états critiques par une étude explicite concentrée sur le crâne de l'enfant et sur ses modèles de croissance au cours de l'enfance. Cette appellation 'rameau courbé' est issue de la citation 'comme le rameau se courbe, l'arbre s'incline.' Il eut toujours du mal à admettre comme définitifs beaucoup de verdicts qu'il avait entendus prononcer par rapport à ce qu'il avait finalement diagnostiqué comme « rameaux courbé ». L'un des plus fréquents était : 'On ne peut rien faire pour votre enfant si ce n'est le placer dans une institution.' Depuis bien longtemps, il croyait que trop de ces avis ne s'occupaient pas réellement des causes fondamentales. Aujourd'hui, à la lumière du raisonnement crânien, cette croyance se trouvait singulièrement renforcée. » (Sutherland, 2014, p. 111).

Entre 18 mois et 3 ans, deux consultations annuelles seront souhaitables.
Ceci bien sûr n'est qu'une estimation. Chaque nourrisson a sa propre histoire, sa propre évolution et reçoit donc un traitement unique.

L'interaction thérapeute/ nourrisson*
Étant donné que la structure de votre bébé est encore malléable, il n'est pas question que la main du thérapeute induise la correction. Le thérapeute n'induit pas mais suit les tissus au fur et à mesure qu'ils se détendent et

que la zone de rétention* se libère. Il suit la direction des tissus en respectant leur vitesse, leur rythme.
Par similitude, l'ostéopathe est le détective qui suit, sans se faire remarquer, la personne suspectée.

La mémoire du toucher
Nombreuses sont les études (Herbinet-Busnel, 1981) qui prouvent maintenant les capacités de perception des nourrissons dès leur plus jeune âge. Ils ont leurs organes des sens bien plus développés que nous le pensons.
C'est l'analyse qu'ils en font qui n'est pas la même car leur cortex n'est pas encore complètement développé.
Une mémoire, ici celle du toucher, se met alors en place dès la vie intra-utérine.
La peau est faite pour recevoir les perceptions et la sensation procurée par le toucher qui doit être agréable.
Si l'on se blesse et que l'on a une plaie au coude, par exemple, notre comportement change. Instinctivement, nous cherchons à protéger cette zone de tout contact en mettant le coude en retrait, voire en mettant notre main dessus pour le protéger.
Pour le nourrisson, c'est le même phénomène mais à un degré plus important. Il a été bien plus que touché au moment de l'accouchement. Il a été surtout poussé, comprimé, expulsé par un utérus, tout en étant serré dans un tunnel : le bassin maternel. Puis il a été accueilli par les mains de la sage-femme.
Ces premières sensations tactiles constituent pour lui, un référentiel. Agréable, désagréable.
L'ostéopathe est conscient de cette mémoire et ajuste son toucher aux réactions du bébé.
Le thérapeute s'adapte au jeune patient et pas l'inverse.
À noter que même les bébés nés par césarienne ont subi des contraintes et peuvent présenter une plagiocéphalie.

Les contraintes sont autant in utero que lors de la naissance.

Le contact tactile

L'abord palpatoire se fait en douceur.

Malgré le contact doux de notre main, cette mémoire du toucher va être stimulée.

Le nourrisson, pour qui la naissance est récente, s'est fait une idée du toucher. La façon dont il a vécu ce contact lui est propre et il n'est pas en capacité de nous le communiquer de façon verbale. Seuls son comportement et les tissus de son corps pourront nous guider.

La communication* avec un nourrisson passe par l'échange des regards, sa façon de s'exprimer à travers le mouvement (il bouge), sa manière de s'exprimer vocalement lors du toucher principalement.

Une fois le nourrisson dans nos mains, en confiance, il va pousser dans ces dernières, pour se libérer lui-même de ses tensions.

Dans ses poussées, il met la force nécessaire à la correction. Il pousse avec sa propre force et s'auto-traite pendant que nos mains l'accompagnent et servent de points d'appui.

En ostéopathie, ce point d'appui est appelé fulcrum*.

Une expression

Doté de tous les sens (l'ouïe, l'odorat, le goût, la vue et le toucher) dès la naissance, capable de communiquer autrement qu'avec la parole, le bébé s'exprime.

La communication verbale ne représente que 5 % de toutes les communications.

Le nourrisson peut être amené à pleurer. C'est son moyen de communication.

Ses pleurs sont le plus souvent des pleurs différents de

ceux que les parents connaissent. Ce ne sont pas les mêmes pleurs que lorsqu'il a faim ou qu'il est fatigué. Ce ne sont pas des pleurs de douleur.

Si pleurs il y a, ils évoluent au fur et à mesure de la séance en baissant d'intensité, avec des cycles de plus en plus courts. Le nourrisson revit à travers cette mémoire évoquée plus haut, des moments chargés en émotion lors de la grossesse ou lors de sa naissance.

Il s'agit des perceptions et des sensations générées par ces émotions.

L'ostéopathe s'accordant avec les tissus corporels du tout jeune patient, respecte en conscience le rythme auquel le corps se libère. Il va ni trop vite, ni trop fort.

Malgré les pleurs, le nourrisson peut jouer, ses mains sont détendues. C'est le signe que le relâchement de ses tensions se fait en infra douloureux.

Au cours des séances suivantes, les pleurs seront nettement moins présents. Au fur et à mesure, le corps est de plus en plus libéré de ses tensions. Le seuil de sensibilité diminue.

Conseils aux parents

Le rôle de l'ostéopathe ne se limite pas à la séance. Il est aussi là pour accompagner les parents et les conseiller.

L'enfant présente une plagiocéphalie, il tourne donc la tête de préférence du côté où existe le plat.

Prenons le cas d'une plagiocéphalie droite. La partie arrière droite du crâne est plus plate que la partie gauche. Votre bébé tournera la tête à droite.

À l'âge de 2-3 mois, les muscles du cou n'étant pas suffisamment forts (encore plus vrai avec la présence de la plagiocéphalie), le bébé choisira la solution du moindre effort. Logique !

Dans cette position préférentielle à droite, votre enfant va négliger son hémi-côté gauche : la rotation de la tête, son bras gauche, son champ visuel également.

Le positionnement de l'enfant

Le portage
Placer le moins possible votre enfant en position allongée comme dans une nacelle, par exemple.
Le mettre le plus possible dans une position verticale, en portage.
Le mettre sur un tapis d'éveil à plat ventre avec surveillance va renforcer les muscles sous occipitaux (muscles du cou) ainsi que les extenseurs du rachis (muscles du dos).
Portez l'enfant en fonction de ses besoins.
Dans notre exemple, porter le bébé sur le bras droit afin qu'il tourne la tête à gauche, lorsqu'on lui parle.

Le couchage
Changer l'orientation du lit pour qu'il puisse voir maman ou papa entrer lorsqu'il se réveille.
Coucher de préférence le bébé du côté « non plat » en sachant qu'il va bouger au cours de son sommeil. Alors s'il vous plaît, ne culpabilisez pas ! Et ne vous levez pas plusieurs fois au cours de la nuit, le repos est important autant pour les parents que le nourrisson.
Rappelons que les tensions à l'intérieur du corps du bébé déforment davantage le crâne et que le couchage n'est pas l'unique raison de la déformation.
Qui plus est, le couchage sur le dos est recommandé pour éviter le syndrome de la mort subite du nourrisson.

Les stimulations lors des phases d'éveil
Il faut stimuler l'enfant le plus tôt possible.
Toujours dans notre exemple de plagiocéphalie droite, il faut stimuler la rotation de la tête vers la gauche :
– lui donner le biberon du côté gauche, l'obligeant de cette façon à tourner la tête et surtout à faire travailler les muscles de la base du crâne.
Pour un enfant allaité, mon conseil n'est pas réalisable.
– vous mettre du côté à stimuler pour jouer, pour lui parler. Il ne faut pas hésiter à faire participer les frères et sœurs aînés qui se mettront à la gauche de votre bébé ,
– lui placer les jouets colorés du côté à stimuler,
– possibilité de fixer un miroir en bas d'un mur pour qu'il se regarde.

Stimuler uniquement la rotation de la tête ne suffit pas. Dans les cas de plagiocéphalies sévères l'ensemble de l'hémicorps est négligé.
Il est important de stimuler son bras afin qu'il l'utilise et l'intègre consciemment. Lui tendre un jouet, le caresser. Le champ visuel sera stimulé aussi de la même façon.
Et pourquoi pas un petit bisou sur la joue du côté négligé. La mise en place, très tôt, de la stimulation des différents groupes musculaires, contribue à une récupération plus rapide de la plagiocéphalie.

Les accessoires

Ils sont nombreux et en tant que parents, il est concevable de se tourner vers tout ce qui est proposé. Il n'est pas possible d'en établir une liste et chaque cas étant différent, il est encore plus difficile de donner un avis personnalisé.
Aucune étude à ce jour n'a prouvé l'efficacité des coussins anti plagiocéphalie, d'autant que le coussin

fixe le bébé dans une position nez au zénith, ce qui est peu recommandé en cas de régurgitations ou de fausses routes.

Le choix doit se faire avec l'aide des professionnels afin d'apporter une aide réelle, objectivable.

Les professionnels peuvent conseiller ce qui conviendrait le mieux à l'enfant et guider sur l'accessoire qui sera le plus adapté.

Autres thérapies

La kinésithérapie
La kinésithérapie peut être prescrite par le médecin pour apporter une aide supplémentaire.
Après un bilan, grâce à des mouvements appropriés, les muscles du cou et du rachis seront stimulés.
Des conseils seront également donnés sur le positionnement et les mouvements à répéter à la maison.
Les torticolis et plus particulièrement le torticolis musculaire est une indication à la kinésithérapie.

Le traitement orthopédique
Le casque reste une solution de dernier recours lorsque la plagiocéphalie est prise en charge tardivement, au-delà de 6 mois avec une déformation sévère.
Après un bilan et une prise de mesures précises, le casque est formé à partir d'un moule, empreinte de la forme de la tête de l'enfant. Certaines parties du contour du casque seront laissées libres, ce sont les zones d'expansion pour permettre aux parties plates du crâne de poursuivre leur croissance.
À l'inverse, les parties crâniennes « bombées », normales, seront couvertes par le casque maintenant leur croissance.
Une surveillance des zones d'appui est nécessaire afin d'éviter toute plaie du cuir chevelu telles que irritation, abcès.
Le casque est porté, en général, 23 h sur 24 sur une durée de 5 à 7 mois. L'impact psychologique n'est pas à négliger.
Le crâne du bébé ayant une croissance importante à cet âge, plusieurs casques seront nécessaires. Le coût est aujourd'hui considérable, entraînant pour certaines

familles des difficultés financières.

Même en cas de recours au casque, l'ostéopathie a toute sa place dans cette phase de traitement afin de lutter contre les compensations pouvant apparaître sur l'ensemble du corps.

Après avoir eu quelques jeunes patients casqués, la perception m'a amené à m'interroger sur les conséquences des parties du casque qui limitent la croissance du crâne. Qui empêche l'évolution physiologique et normale du crâne ?

Cela rappelle la métaphore du lièvre et de la tortue : stopper le lièvre pour attendre la tortue.

Ces zones initialement libres deviennent des zones comprimées, qui à leur tour ont besoin d'être libérées. De ce fait, toutes les compensations sont possibles sur l'ensemble du corps.

Alors un casque, pourquoi pas, mais avec un accompagnement ostéopathique.

Les parents

Quand consulter ?
Il est bon de consulter un médecin généraliste ou un pédiatre dès qu'un trouble apparaît ou que quelque chose semble anormal. Celui-ci assure le suivi médical de l'enfant. Ce suivi est notifié dans le carnet de santé.
La consultation chez l'ostéopathe ne doit pas se substituer à la consultation médicale.

La plagiocéphalie ne constitue pas le motif de consultation
L'asymétrie n'est pas toujours remarquée par les parents, surtout à son tout début.
Parfois ce sont d'autres troubles tels que les régurgitations, les reflux ou les pleurs qui sont à l'origine de la demande de rendez-vous.
Une divergence ou convergences des yeux peut également attirer l'attention des parents. Un bilan, appelé bébé vision, pourra être fait auprès d'un ophtalmologiste. Ce bilan se fait entre les 7 et 9 mois de l'enfant.

La plagiocéphalie constitue le motif de consultation
Dans ce cas, les parents nous signalent que leur enfant :
– tourne toujours la tête du même côté,
– a un torticolis.
Souvent, il y a confusion entre un vrai torticolis et une plagiocéphalie, où le bébé reste positionné sur le côté le plus plat.
Un chapitre est consacré au torticolis (page 71).
Dans tous les cas, l'ostéopathe saura réorienter l'enfant vers le spécialiste, s'il juge que les troubles présentés ne font pas partie de ses compétences ou s'il est nécessaire d'avoir une coopération pluridisciplinaire.

Attentes parentales

Le terme de plagiocéphalie génère souvent chez les parents une inquiétude, une angoisse.
En tant que parents, l'attente est justifiée. Apporter ce qu'il y a de mieux à son enfant est le souhait de chacun. Je dis « maman », car souvent elle s'interroge sur sa responsabilité face à cette plagiocéphalie avant tout, car c'est elle qui porte le bébé durant ces neuf mois. La maman n'est en rien responsable de ce phénomène qu'elle que soit la façon dont la grossesse a été menée, quels que soient les événements survenus durant celle-ci, aucune relation de cause à effet n'a été établie.
À ce jour, les mécanismes d'apparition sont mal connus et sont multifactoriels.

Les questions sont nombreuses

Les questions les plus fréquentes sont :
Sa tête va-t-elle retrouver une forme normale ?
Mon enfant va-t-il se développer normalement physiquement, psychologiquement ?
Son cerveau pourra-t-il se développer normalement ?
Pourquoi cette déformation chez mon bébé de 3 mois ?
D'autant qu'à la naissance, son crâne était bien rond !
Quelles conséquences cela va avoir plus tard ?
Nous avons aussi les questions suivantes :
Qu'aurai-je dû faire ?
Que dois-je faire maintenant ?
Que me conseillez-vous ?

La nature des attentes

Les parents attendent d'être rassurés sur l'évolution de la plagiocéphalie.
Plus la prise en charge est précoce, meilleur sera le pronostic.

La plagiocéphalie ne cause aucune conséquence sur le développement cérébral moteur de votre enfant. Le crâne osseux évoluant au rythme de la croissance du cerveau, il n'y a aucune répercussion dans le cas de plagiocéphalie isolée.

La durée du traitement

En tant que parents, les questions concernent aussi la durée du soin. Il est difficile, voire présomptueux pour le professionnel, de connaître par avance l'évolution de cette plagiocéphalie. Chaque cas est différent et individuel. L'évolution dépend de l'âge d'apparition de cette déformation, de l'environnement de l'enfant et de l'âge au moment de la première consultation.

Par expérience, des plagiocéphalies modérées ont parfois été longues à récupérer et des plagiocéphalies sévères ont récupéré en un temps exceptionnel. Encore une fois, seules les tensions du corps peuvent orienter le thérapeute. L'harmonisation du système corporel est très complexe et nous sommes loin d'en connaître tous les secrets.

L'esthétique

Les parents et les professionnels portent un regard différent sur la plagiocéphalie.

Les parents portent leur regard sur l'esthétique et cela à juste titre. La déformation du crâne se remarque parfois au premier regard et les personnes du cercle familial ou amical ne manquent pas de leur en faire la réflexion.

La fonction

Les ostéopathes portent une attention sur l'ensemble du corps. Cette évaluation manuelle nous guide quant à la sévérité de la plagiocéphalie.

L'objectif, en libérant les zones de moindre mobilité, est

d'améliorer et récupérer les fonctions. La plagiocéphalie est souvent associée à une limitation de la fonction de rotation de la tête, à une tenue incorrecte de la tête ou à d'autres symptômes tels que reflux, régurgitations. L'amélioration des fonctions devance la récupération esthétique du crâne.

La perception par l'ostéopathe du relâchement des tensions dans le corps du bébé l'informe également de la récupération.

Il faudra compter sur la période de croissance du bébé, à savoir le temps, pour constater enfin l'amélioration attendue des parents.

La vie, le corps, son évolution rapide dans sa phase embryologique, la période de gestation* et le processus de naissance sont complexes et dépendent de manifestations encore méconnues.

Peu d'études sont réalisées sur la plagiocéphalie. Certainement par un manque de moyens et aussi parce que les recherches s'orientent à juste titre vers des maladies plus graves. Dans une plagiocéphalie à aucun moment le pronostic vital n'est en jeu.

Contribution parentale

L'esthétique, en tant que symétrie du crâne, va s'améliorer dans un second temps et au fil des semaines et des mois. Il faudra faire preuve de persévérance et de confiance.

Pour suivre visuellement cette évolution, l'ostéopathe peut demander des photos, comme expliqué précédemment.

Les photos permettent de bien personnaliser chaque cas. L'évolution demande du temps et les prises de vue témoignent des progrès.

La deuxième participation parentale est la stimulation de l'enfant.

Le torticolis congénital

Définition

Le torticolis congénital du nourrisson se définit par une position asymétrique et permanente de la tête et du cou par rapport au plan des épaules. Comme son nom l'indique, il apparaît dès la naissance.

La tête se présente en extension, inclinaison de la totalité du rachis cervical d'un côté et rotation opposée des premières cervicales.

Fréquence

C'est une pathologie assez fréquente 4 ‰, puisqu'elle représente la troisième pathologie néonatale derrière la dysplasie de Hanche et le pied-bot.

La dysplasie de hanche sera à rechercher.

Étiologie

Canavese et Rousset (servie de chirurgie infantile, Clermont-Ferrand, 2014) définissent trois formes de torticolis : le torticolis postural, le torticolis musculaire, le torticolis osseux. L'examen clinique permet d'orienter le traitement en fonction de l'origine.

– si le torticolis est réductible : il est postural, l'évolution est favorable,

– s'il est non réductible : il est osseux. Des examens complémentaires sont prescrits pour connaître l'origine soit neurologique soit tumorale soit génétique soit liée à divers syndromes.

Le traitement est en fonction de la cause.

– s'il s'agit d'une raideur, le torticolis est musculaire.

La raideur présente est due à une tension musculaire unilatérale importante du sterno-cléido-mastoïdien. Ce muscle est tendu comme une corde, parfois avec une « olive » dans le muscle. Cette olive est une tuméfaction ou induration musculaire. Ce torticolis peut engendrer une plagiocéphalie. Il faudra éliminer une dysplasie de hanche ou toutes malpositions des membres inférieurs tels que varus équin, talus entre autres.

Seuls le médecin généraliste et le pédiatre sont habilités à faire un diagnostic différentiel sur les différentes origines possibles du torticolis.

80 % des torticolis sont associés à une plagiocéphalie. Plus la prise en charge est précoce, meilleur sera le pronostic.

Tableau clinique

L'enfant se présente avec une inclinaison de tout le rachis cervical et une incapacité à tourner la tête d'un côté. L'alignement de la tête avec le tronc n'est pas respecté. Suivant les mêmes principes de l'approche ostéopathique tissulaire selon une prise en charge globale du système corporel, la vigilance porte sur la naissance de compensations éventuelles sur l'ensemble du corps.

Vérifier les asymétries :
– de la tête par rapport au tronc,
– du visage, respect de l'alignement des oreilles, l'alignement de l'axe passant entre les yeux et le milieu de la bouche,
– de la colonne vertébrale,
– des hanches avec le pli fessier dans l'alignement de la colonne,
– des pieds et des membres inférieurs.

Cas du torticolis sans plagiocéphalie

L'ostéopathie permet de bons résultats en quelques séances sur les mêmes principes de soin. La kinésithérapie est indiquée également.

Son action sera de relâcher les muscles tendus et de stimuler les muscles antagonistes (muscles qui ont une action opposée).

Cas du torticolis avec plagiocéphalie associée

Si la rotation droite de la tête est limitée par le torticolis, celle-ci repose sur son côté gauche. Cet appui permanent aggrave l'aplatissement du crâne, même s'il en est pas à la cause.

Il est possible que des tensions dans la région de l'occiput non visibles mais palpables étaient déjà inhérentes à la structure.

Difficile en pratique de savoir du torticolis ou de la plagiocéphalie, lequel est la cause, lequel est la conséquence.

L'essentiel est que la prise en charge du torticolis avec ou sans plagiocéphalie soit précoce pour apporter les meilleurs résultats.

Conclusion

La plagiocéphalie est un motif de consultation de plus en plus fréquent. Pathologie qui inquiète les parents à juste titre.
Rarement cette asymétrie crânienne récupère toute seule. Tout au plus, il y aura une amélioration, mais au prix d'une compensation ailleurs dans le corps.
Cette adaptation se retrouvera un jour ou l'autre sous une autre forme avec un autre symptôme.
Il faudra à ce moment-là remonter à l'origine de ce trouble et non pas travailler que sur la conséquence. Mais le temps aura fait son œuvre quant à l'ossification et la perte de la malléabilité tissulaire des premiers mois.
Rien ne se perd, tout se transforme.
Tel un jeune arbre, le nourrisson plus que jamais a besoin d'être accompagné dès le début de sa croissance. Le pronostic est en général favorable mais nécessite une prise en charge dès les premiers signes. Plus la prise en charge est précoce, plus le corps malléable et souple répondra favorablement.

Le corps humain, ce corps vivant, a la capacité de s'adapter sans cesse à son environnement que ce soit au niveau de sa structure ou au niveau de sa biologie ou au niveau de son psychisme.
Il est un livre ouvert qui ne demande qu'à être décrypté. Il enferme dans ses cellules, dans ces tissus des informations sur le déroulement de sa vie. Les mains habiles et patientes de l'ostéopathe constituent le moyen de lire ces mémoires inscrites et de les libérer afin que la vie reprenne.

Il suffit juste de savoir l'écouter.

« En fait, le malade ne 'sait' pas : il sent, et il tâche d'exprimer ses sensations ; mais le praticien ne sait pas davantage : il infère, et il s'efforce de formuler, d'étiqueter ses inférences. Seuls les tissus savent. En eux se trouve manifestée la connaissance absolue : ils savent ce dont ils souffrent, et ils savent la direction dans laquelle se situe la solution de leurs problèmes. Une cellule humaine, par essence, est universelle ; mais, par physiologie, elle est hautement spécifique. C'est sa spécificité qui est perturbée dans l'état de maladie, puisque tout état pathologique est une perversion, un déséquilibre de l'état physiologique. Mais son appartenance universelle la maintient toujours en communion avec la connaissance universelle. » (Duval, 2004, p. 32)

L'ostéopathie est une méthode globale, holistique, s'adressant autant au corps physique qu'au psychisme. Cette approche tissulaire de l'ostéopathie est une méthode douce qui respecte les tissus et leur rythme lors de la libération des zones de restriction. Comme toute méthode thérapeutique, l'ostéopathie a son champ de compétence tant sur un plan préventif que curatif.
Elle a également ses limites, ses contre-indications que tout ostéopathe connaît et sait orienter le moment venu vers d'autres professionnels.

Pourtant, cette méthode étonne encore bon nombre de patients, mais de professionnels aussi.

Se demandant ce que nous faisons : du magnétisme, de l'énergétique, on remet les nerfs...
Dans la nature, la chauve-souris entend des sons que l'homme ne peut pas percevoir. Cela ne signifie pas que ces sons n'existent pas, juste qu'ils ne sont pas perçus par l'oreille humaine.
De la même manière, ne pas percevoir un mouvement dans le corps par le biais de nos mains, ne signifie pas qu'il n'y a pas de mouvement, juste que notre toucher n'est pas suffisamment développé pour le percevoir. C'est juste ça !
C'est une capacité à être présent, attentif à ce qui se passe dans les tissus du patient. C'est une qualité d'Être. C'est aussi un apprentissage, celui de lire les informations, mémoires, zones de restriction et de les libérer.
Je suis toujours étonnée de ces questions. Alors que par ailleurs chacun d'entre nous utilise, tous les jours, son téléphone portable et que, sans aucun fil, sans aucune relation directe avec son interlocuteur, nous envoyons et recevons des informations parfois à des milliers de kilomètres. L'information circule, l'information est une énergie* en mouvement. Et que nous ostéopathes, nous percevions une information inscrite dans le corps, cela surprend.
Nous nous intéressons à l'énergie, au mouvement, à la vie.

Ma préoccupation est le nombre croissant de plagiocéphalies. Les aider est une belle action mais que faudrait-il faire en amont pour éviter leur survenue ? En amont, cela reviendrait à s'occuper de la femme enceinte, de la grossesse et de ces neuf mois de construction. Reconsidérer l'accompagnement lors de la grossesse et lors de l'accouchement. Reconsidérer tout son environnement, ses conditions de travail, de vie.

Michel Odent[7] obstétricien, chercheur, conférencier s'exprime largement sur ce sujet de part ses nombreuses années d'expérience.
Les enfants d'aujourd'hui sont les adultes de demain !

---

7 Michel Odent né en 1930 est une figure dans le domaine de la périnatalité. Après avoir été responsable du service de chirurgie de l'hôpital public de Pithiviers (1962-1985). Il tente d'introduire en France des méthodes d'accouchement plus douces, plus respectueuses de la physiologie. C'est à Londres où il a fondé le Primal Health Research Centre (Centre de recherche en santé primale) qu'il poursuivra ses recherches sur l'influence de l'environnement sur la période qui entoure l'accouchement. Connu du monde entier, il est conférencier et auteur de nombreux ouvrages et publications.

Annexe 1 Histoire de l'ostéopathie

Les pionniers

Andrew Taylor Still (1828-1917)

Andrew Taylor Still, fondateur de l'ostéopathie, a œuvré toute sa vie pour la santé et la compréhension du corps humain. S'appuyant sur les lois de la Nature, il a cherché quelle était la source d'énergie qui animait le corps physique. D'où ce corps tenait-il sa vitalité, ce dynamisme ?
Mais il ne s'est pas arrêté à considérer le corps comme un corps physique uniquement. La globalité de l'Homme regroupe de façon indissociable le corps physique, l'esprit et la spiritualité.

Contexte historique
À cette époque, au milieu du XIXe siècle, les États-Unis s'organisent en états par la côte Est du continent. Le Centre et l'Ouest restent à conquérir.
Pour nous aider à plonger dans ce passé, c'est l'époque relatée dans la série la « Petite maison dans la prairie ». Les conditions de vie sont extrêmes. Tout est à construire. Les pionniers américains sont obligés de faire avec peu tant sur le plan matériel que sur le plan médical. À disposition, comme seuls remèdes le calomel, les drogues tels que opium et cocaïne et l'alcool.
À cette même époque, l'Europe voit naître des découvertes médicales, celles de Claude Bernard (1813-1878) fondateur de la médecine expérimentale et son travail sur l'homéostasie, Louis Pasteur (1822-1895) connu pour l'invention de la pasteurisation et la mise au point du vaccin contre la rage en France. Robert Koch (1843-1910) en Allemagne découvre le bacille de la

tuberculose qui portera son nom et de Sir Joseph Lister (1827-1912) en Angleterre essaie d'introduire la notion d'asepsie.

Ces colons vivent isolés les uns des autres par petits clans. Le courant religieux de l'époque est le Méthodisme* qui privilégie la rigueur morale, l'exigence d'amélioration et le bien-être social.
Ces contrées dépourvues de tout, occupés par les Indiens, attirent peu les médecins formés à cette époque. Seulement quelques idéalistes osent partir avec les pionniers. Sur place la transmission des connaissances médicales est principalement orale et se fait sur le terrain de façon très pragmatique.
Still côtoie également les Indiens, notamment les Indiens Shawnees, auprès desquels il apprend à observer la nature.
Les Indiens ont une autre approche du corps, de la nature et de la façon de se soigner. Ces rencontres et échanges seront riches d'enseignement.
Dès 1857 il commence à apprendre l'anatomie. Il dissèque de nombreux cadavres exhumés des tumulus[8] indiens.

> « J'avais emprunté des livres, mais je retournai au grand livre de la nature, mon maître d'études. Le poète a dit que 'le plus grand sujet d'étude pour l'homme, c'est l'homme. » (Still, 2017 p. 73)

L'anatomie a toujours été très importante, Still insistait sur la relation étroite et indissociable de la structure et de la fonction*.

---

[8] Éminence artificielle élevée au-dessus d'une tombe. Le tumulus est fait de terre et de pierres.

Contexte environnemental

D'une part, Still grandit auprès de son père médecin et pasteur. Cet environnement lui permet d'évoluer sur des axes en apparence différents mais complémentaires.

Son éducation spirituelle*, bien qu'il se soit écarté de la religion formelle, lui a ouvert un champ de réflexions, bien au-delà de la simple vie sur Terre. Dans ce milieu demeure cet esprit de foi.

La frontière entre les deux cultures, occidentale américaine et indigène autochtone, dans lesquelles Still a grandi, a également joué un rôle décisif.

Sa relation avec les Indiens et leur vision de la vie, de la nature a développé très tôt dans sa vie, son sens de l'observation et son côté intuitif.

Sans comparaison, Léonard de Vinci (1452-1519), bien avant Still, avait trouvé la source de son inspiration dans l'observation de la nature et de l'interaction de différents éléments.

Still insistait quant à la relation de l'homme avec son environnement et montrait l'importance de l'environnement sur l'homme lui-même. Montrait la relation indissociable de la nature et de l'homme.

> « Je trouve en l'homme un univers en miniature. Je trouve la matière, le mouvement et l'esprit. » (Still, 2017, p. 382)

D'autre part, Still côtoie le milieu médical avec une pauvreté de moyens.

Still vit le contexte politique difficile avec la Guerre de Sécession (1861-1865). Cette dernière va constituer son « terrain d'apprentissage », terrain où il est confronté aux blessures et infections des soldats, en tant que médecin.

Quelques années plus tard, il est à nouveau confronté aux

maladies, aux circonstances douloureuses telles que les décès de ses enfants (de méningite cérébro-spinale) puis de son épouse. Face à cette impuissance à les sauver et face aux résultats médiocres de la médecine de l'époque, Still remet en cause non seulement la conception de la médecine mais aussi l'efficacité des traitements utilisés. Ces évènements l'ont rendu encore plus déterminé dans la recherche d'une autre manière de soigner.

La rencontre avec le Major James Burnett Abott[9] a fait définitivement germer l'idée que les drogues ont plus d'effets secondaires et font plus de tort que de bien.

Grâce à sa seconde épouse, issue d'un milieu plus mondain, les rencontres décisives d'hommes véhiculant des nouveaux courants de pensées lui permettent, tel un puzzle, de regrouper, assembler, recouper ses idées, ses conclusions et en fait de structurer ses intuitions.

Malgré l'opposition rencontrée par ses pairs médecins, il garde la foi en son idée.

Un visionnaire

Ce chemin de réflexion, de questionnement, l'a conduit à rechercher et à démontrer les capacités du corps à pouvoir maintenir son propre état de santé.

Les résultats auprès de nombreux malades confirment alors ses pressentiments.

Cette capacité d'auto guérison propre à chaque corps vivant apporte la correction juste et subtile pour remettre dans son état d'équilibre le corps dès qu'il dévie vers le symptôme ou la maladie.

Les questions qu'il se posait étaient très pertinentes.

En plus de l'étude de l'anatomie, du corps physique, il a également voulu comprendre ce qui animait ce corps. Comment ce corps est-il animé et par quoi ? Il a saisi

---

9 Major James Burnett Abott soldat et ami se Still, entre eux naissent des échanges sur la conception de la vie, sa philosophie.

les lois de la nature. Il s'est interrogé sur la composante spirituelle de l'Homme.

> « J'espère que tous ceux qui liront ma prose verront que je suis pleinement convaincu que Dieu, l'esprit de la nature, a prouvé Son aptitude à planifier (si un plan est nécessaire) et à créer ou fournir de lui-même les lois, sans modèles (patterns) préalables, pour les myriades de formes d'êtres animés ; et de les munir parfaitement pour les devoirs de la vie, avec leurs moteurs et toutes leurs batteries d'alimentation, le tout en action. Chaque partie est parfaitement armée pour sa fonction, possède le pouvoir de sélectionner et de s'approprier toutes les forces qui, dans le grand laboratoire de la nature, lui sont nécessaires pour accomplir les fonctions spécifiques à sa charge dans l'économie de la vie. En résumé, l'Architecte omniscient a taillé et numéroté chaque partie pour qu'elle s'ajuste à sa place et accomplisse ses fonctions dans chaque édifice au sein de la forme animale, tout comme les soleils, les étoiles, les lunes et les comètes obéissent tous à une loi éternelle de vie et de mouvement. C'est avec ces vérités à l'esprit que je commencerai mes discussions et conférences. Je ne pense pas être né ni envoyé sur votre planète comme 'auteur de livres' mais après tout, il est sans doute préférable de laisser quelque legs plutôt que rien du tout. » (Still, 2017, p. 190)

La transmission
La création du collège de Kirksville en 1892, devait permettre selon les souhaits de Still, de transmettre ses connaissances, former des ostéopathes pour l'aider à répondre à la demande de plus en plus importante des patients venus de toutes les contrées. Et aussi certainement pour assurer la pérennité de sa méthode.
La mise en place de ce collège n'a pas répondu entièrement à ses espoirs et ses attentes.
Très vite, la partie philosophique de l'ostéopathie, tout ce savoir inhérent à la vie a perdu sa place au profit d'un savoir plus scientifique pouvant être médicalement prouvé.
Voyant la dilution de son « œuvre », Still décide sur la fin de sa vie de mettre par écrits ses réflexions, ses pensées, sans jamais avoir décrit de techniques.
Ainsi est née l'ostéopathie, une philosophie*, un art* avec des principes* bien loin des techniques.

William Sutherland (1873-1954)
L'intérêt de William Sutherland pour l'ostéopathie va permettre de donner à cette nouvelle médecine une vision mécanique.

Une rencontre
Il commence tout jeune sa carrière en tant qu'apprenti dans une imprimerie. Évoluant au sein de son métier, il finit par être journaliste. En tant que journaliste, il est envoyé à Kirksville pour réaliser un article sur ce vieux médecin qui guérit avec ses mains.
Il assiste alors à des conférences, s'entretient avec Still et constate les bienfaits sur les malades ainsi que sur un membre de sa famille.
Convaincu des biens fondés de cette approche, il rentre comme élève au collège de Kirksville en 1898, date à

laquelle Still publie son autobiographie.
Sutherland apportera la notion mécanique à l'ostéopathie de part ses connaissances techniques en imprimerie.

Des hypothèses
– l'idée folle
En observant les biseaux des surfaces articulaires des os du crâne, il a eu l'intuition d'une possible mobilité de ces os, tels les ouïes d'un poisson.
Pendant vingt ans, il va tenter d'infirmer cette hypothèse appelée « l'idée folle ».
Il expérimente sur son propre crâne avec des casques faits à partir de gants de base-ball modifié, de bols de bois découpés, de lanières de cuir.
Il induit à son corps, sous les yeux de sa femme, des modifications physiques et psychiques telles que des sinusites, des modifications de la vision et des sauts d'humeur.
Malgré tout, son concept ne reçoit pas l'accueil mérité. Il est considéré comme un fantaisiste.
La reconnaissance et l'évolution du concept crânien va demander plusieurs années. C'est en 1936 que le mécanisme respiratoire crânien comme étudié de nos jours en ostéopathie sera reconnu.
Ce mouvement des os du crâne est inclus dans le concept nommé Mécanisme Respiratoire Primaire.
W. Sutherland a introduit également l'idée que la force vitale est inhérente à toute structure vivante.

> « Permettre à la fonction physiologique interne de manifester sa puissance infaillible, plutôt que d'appliquer une force aveugle venue de l'extérieur ». (Sutherland, 2002, xii)

– Notion de souffle de vie
Il introduit également la notion de souffle de vie en 1943. Ce souffle de vie serait cette énergie qui animerait tout corps vivant.
De nos jours, cette notion est véhiculée par différents courants tels que yoga, méditation pour ne citer qu'eux. Mais cette notion existe depuis des milliers d'années, le monde asiatique parle de l'atman[10], du ki[11] (se prononce ch'i). La philosophie grecque parle de pneuma[12].

Rollin E. Becker (1910-1996)

Rollin Becker est un ostéopathe, plus proche de nous et par bonheur encore relié à la source.
Il a très jeune grandi dans un milieu ostéopathique. Il est en effet issu d'une famille d'ostéopathes. Lui-même a obtenu son diplôme d'ostéopathe à Kirksville en 1933, au collège même de Still. Il a côtoyé et enseigné au côté de W. G. Sutherland.
Son enseignement a été en lien direct avec la source et a pu développer cette idée essentielle que la vie est mouvement. Une zone d'immobilité est un potentiel non manifesté de la vie, sans laquelle la santé serait compromise.
Cette notion appartient autant au patient qu'au thérapeute, d'où l'inter action entre les deux acteurs du soin. Pour pouvoir accompagner au mieux le soin, le thérapeute doit lui aussi réunir certaines qualités. Ces conditions sont indispensables pour avoir la meilleure palpation.
Ceci est repris succinctement dans le chapitre suivant.

---

10 Atman : mot sanskrit désignant dans l'hindouisme le principe essentiel, le souffle vital à partir duquel s'organise tout être vivant. Dans le bouddhisme l'âme éternelle.
11 Notion de culture chinoise et japonaise qui désigne un principe fondamental formant et animant l'univers et la vie.
12 Mot grec ancien qui désigne le souffle, et dans un contexte religieux désigne « l'esprit » ou « l'âme ».

Ses conférences, notes, articles et correspondances ont été rassemblés avec son accord, par Rachel Brooks dans deux ouvrages, aujourd'hui traduits en français, *La vie en mouvement* et *L'Immobilité de la vie*.

Depuis cette époque et avec les moyens techniques qui ont évolué, de nombreuses études peuvent confirmer les pensées visionnaires de A.T. Still, de W.G. Sutherland et de Rollin Becker.

Annexe 2 L'ostéopathie

Méthode naturelle et manuelle
L'ostéopathie est une méthode naturelle puisqu'aucune substance, qu'elle soit chimique ou naturelle, n'est administrée ou conseillée. L'approche systémique, holistique du corps et de l'esprit permet de faire appel à l'intelligence du corps, processus inhérent à ce dernier.
Méthode manuelle puisque les mains sont les seuls outils du thérapeute.

L'homme est récepteur
L'être humain est doté d'organes de sens. En fonction de notre relation à l'environnement, c'est-à-dire de nos expériences, nos différents organes se développent et deviennent performants. Nous avons les mains pour le toucher, les oreilles pour l'audition, le nez pour l'odorat, la langue pour le goût et les yeux pour la vue.
Les aveugles sont capables de lire le braille, les œnologues ont un palais très développé pour distinguer les différents arômes des vins, les oreilles d'or sont des sous-mariniers capables d'identifier un autre navire ainsi que leurs caractéristiques.
Les ostéopathes ont un toucher affiné qui leur permet de percevoir la vie dans le corps de leur patient.
L'ostéopathe utilise ses mains pour établir un moyen de communication avec le corps du patient. Une relation s'établit donc entre le thérapeute et son patient. De ce toucher naissent des échanges.
> « Poser sa main sur une autre personne, cela implique de se laisser traverser par une rencontre qui nous modifie. » (Dolto, 1999).

L'homme est émetteur

En ce qui concerne le patient, son corps est vivant. À chaque instant, des milliards d'échanges cellulaires s'effectuent pour permettre à chaque organe de recevoir ce qui lui est nécessaire pour fonctionner et de rejeter ses déchets, résultat du catabolisme[13].

Au niveau cellulaire, les échanges se font sous forme d'influx* et d'efflux*, à travers sa membrane entre le liquide intracellulaire et extracellulaire. Au niveau tissulaire (agrégat* de cellules), ces échanges sont amplifiés.

L'ostéopathe a un toucher développé, il perçoit non seulement le mouvement, conséquence de ces échanges, mais aussi la qualité de cet échange au niveau tissulaire.

« Une convention » est établie :

Mouvement = vie = échange = santé

Non mouvement = inertie* = immobilité = pas d'échange = maladie

Les doigts perçoivent non seulement le mouvement (pas de mouvement ou peu de mouvement) mais aussi la qualité des tissus, en termes de densité* ou de tension. Ces informations tactiles sont véhiculées par le biais des nerfs jusqu'au cerveau de l'ostéopathe qui enregistre l'information.

À partir des zones immobiles (appelées restriction de mobilité), le contact pris entre patient et thérapeute permet de diminuer cette résistance et remettre en mouvement cette zone corporelle. Une fois cette libération effectuée, cette partie du corps remise en mouvement pourra à nouveau participer à la vie de l'ensemble du système corporel grâce à des échanges restaurés.

L'homme est donc un émetteur-récepteur.

De ce fait, l'ostéopathe va s'accorder au corps vivant du

---

[13] Le catabolisme englobe l'ensemble des réactions biochimiques aboutissant à la transformation de la matière vivante en déchets.

patient pour pouvoir communiquer, libérer les tensions en restaurant les échanges.

Tel un musicien qui s'accorde à son instrument ou un cavalier qui ne fait qu'un avec son cheval, l'ostéopathe va, le temps du soin, s'accorder au patient, ne faire qu'un avec ses tissus.

Cette perception fine demande de la présence et de l'attention. Demande une certaine qualité d'Être.

Quels sont précisément ces tissus ?

Annexe 3 Le tissu conjonctif

Les questions maintes fois posées par les patients sont : que sentez-vous ?
Sur quoi travaillez-vous ? Les os ? Les Muscles ? Vous remettez les nerfs ?
Nous ressentons le mouvement comme décrit ci-dessus. Notre support de travail est essentiellement le tissu conjonctif.

Quel est ce tissu conjonctif ?
Quand il est évoqué le terme de squelette, nous pensons tout de suite à Arthur le squelette près de l'estrade du professeur en cours de sciences naturelles. Cependant le corps comporte également un squelette osseux, un squelette fascial (tissu conjonctif) et un squelette artério-veineux et lymphatique, comme précédemment décrit au début du livre.
Le tissu conjonctif représente 2/3 du volume total du corps, soit 80 % du tissu corporel.
Le tissu conjonctif est présent partout dans le corps. Il compose la membrane externe de la dure-mère (couche externe de la méninge), les os, les vaisseaux sanguins, le sang, tous les organes, la peau, la membrane comme l'endoneurium et le périneurium pour les nerfs, pour ne citer qu'eux.

Rôles du tissu conjonctif
Le tissu conjonctif tisse une unité corporelle et forme un squelette, un squelette fascial. Ce squelette tissulaire à un niveau plus microscopique, à un niveau cellulaire est appelé le cytosquelette.
Il donne forme au corps. Les qualités de compression et

de tension des tissus sont à l'origine du phénomène de tenségrité, représentation architecturale du corps.
Il a un rôle de soutien. Il délimite différentes loges, soit pour les organes, soit pour les muscles. Il permet ainsi le glissement des différents tissus entre eux
Il permet une cohésion et une adaptabilité à chaque mouvement.
Les travaux du Dr Jean-Claude Guimberteau relatés dans *Promenades sous la peau* en témoignent ont été évoqués page 33.
Richement vascularisé, le tissu conjonctif assure la défense immunitaire, les fonctions nutritives et métaboliques.
Entre les différentes loges fasciales formées par ce squelette tissulaire circulent le système artériel, veineux, lymphatique et neurologique.

> « Nous pouvons constater d'autre part, que l'ensemble des appareillages qui vont permettre le fonctionnement du corps sont non seulement eux-mêmes structurés par le tissu fibreux, mais aussi portés par le tissu fibreux : le tissu fibreux est donc porteur de la fonction. Il canalise le sang, la lymphe, porte les nerfs et même le liquide céphalo-rachidien. » (Tricot, 1983, p. 16)

Le tissu conjonctif est intimement lié à ces systèmes. Cette notion d'unification s'impose à nouveau. D'une part, le tissu conjonctif fait entièrement partie de la structure corporelle qu'il façonne et d'autre part, il permet à travers lui, aux différents systèmes d'exprimer leurs fonctions qui lui sont vitales.
L'un ne pourrait pas vivre sans les autres.

Siège des tensions

Que se passe-t-il dans les tissus lors d'un traumatisme de naissance (passage serré dans le bassin de la maman, comme un essorage) ou lors d'une chute pour un enfant ou un adulte ?

Le corps est composé de 65 % d'eau et bien plus chez un nourrisson. Cette eau se situe en dedans des cellules, liquide intracellulaire ou en dehors, liquide extracellulaire.

Dans tout le corps circulent des liquides comme dans le système artério-veineux, le système lymphatique mais également le liquide céphalo-rachidien contenu par la dure-mère.

> « Le fluide cérébro-spinal est l'un des plus nobles contenus dans le corps humain et, à moins que le cerveau ne fournisse le fluide en abondance, une condition d'incapacité du corps persistera. […] Ce grand fleuve de vie doit être abouché pour que le champ desséché soit irrigué immédiatement, sinon la moisson de la santé sera pour toujours perdue. » (Still, 2009, p. 67).

Lors d'un choc, cette eau subit un déplacement sous forme d'une onde de choc.

En physique, cette énergie est nommée énergie cinétique*, c'est l'étude des forces créées par le passage de l'immobilité au mouvement. Les fascias contiennent et limitent la propagation de cette énergie. Mais à chaque niveau, que ce soit la cellule, les organes, les fascias, les muscles, les tendons, la dure-mère (traumatisme plus violent : naissance, « coup du lapin » nommé whiplash), les os, chaque partie du TOUT est concerné par cette onde de choc.

Les tissus garderont une mémoire, une trace de cette énergie absorbée et qui, par manque de temps, n'a pas eu le temps de se dissiper.

L'ensemble des tissus conjonctifs est le siège de tous ces traumatismes, chocs, chutes ou compressions lors de la naissance.

> « Je veux attirer l'attention du lecteur sur le fait qu'aucun être ne peut être formé sans matériaux, sans un endroit où se développer et sans toutes les forces nécessaires à l'accomplissement de ce développement. Il en est également ainsi pour toutes les excroissances et grosseurs anormales, maladies et conditions, qui doivent bénéficier de l'assistance bienveillante du fascia pour pouvoir se développer ; le fascia est le lieu où il faut rechercher la cause de la maladie et c'est l'endroit à consulter et où démarrer l'action des remèdes dans toutes les maladies, même s'il s'agit de la naissance d'un enfant. » (Still, 2003, 86).

En absorbant l'énergie reçue lors d'un choc, d'une émotion ou lors de perturbations métaboliques, ce tissu s'adapte en se contractant, n'ayant pas le temps de restituer ou diluer cette énergie. Il comprime alors à son tour les systèmes vasculaire, neurologique et lymphatique à l'origine des différents troubles.

Cette énergie bloquée constitue les zones de rétentions.

> « Au fur et à mesure que le temps passe, les zones saturées augmentent en nombre et la tension générale de tout le système fibreux augmente également avec des conséquences non négligeables : étant donné que le tissu

fibreux est porteur de la fonction, la fonction se détériore de plus en plus : mauvais drainage, mauvaise circulation des fluides et de l'influx qui peuvent bien à leur tour entraîner des dommages dans les tissus ; dévitalisation qui peut être très importante. » (Tricot, 1983, p. 22).

Ces zones de rétention constituent la base du travail des ostéopathes. Ce potentiel de vie, existant au sein même du tissu, est cette immobilité évoquée par R. Becker. Il suffit de libérer ces zones pour libérer la vie. La fonction de tous les tissus, les cellules, les fascias, les organes reprendront alors le cours de leur vie.

Tissu conjonctif et schéma ostéopathique

Cette unité tissulaire conjonctive rejoint le concept de « rameau courbé » (page 57)

Ce schéma donne une indication à l'ostéopathe sur l'organisation corporelle. Il est le résultat de l'adaptation corporelle.

Il s'affiche très tôt dans notre vie, dès la conception. Du fait que le corps a encore toute sa souplesse et a subi un minimum de traumatismes, le schéma n'est pas véritablement visible, mais bien présent.

Chacun d'entre vous a déjà remarqué ce schéma, ce « pattern ». Par exemple lorsqu'on observe un de nos proches qui vieillit, nous remarquons que son corps se voûte, s'adapte de moins en moins aux contraintes liées à la vie. Certaines personnes semblent porter la misère humaine sur leur dos. Certaines personnes âgées retrouvent à la fin leur vie une position fœtale.

> « La vieillesse ne vient-elle pas assez vite, sans que nous fassions la moitié du chemin pour aller au-devant d'elle ? Qui nous fait

vieux d'ailleurs ? Ce n'est point notre âge, ce sont nos infirmités » (Aubry, 2007, p. 19)

La scoliose est également un exemple parfait d'adaptation. Les spécialistes en sylviculture ont la même approche avec les arbres. Ils étudient leur structure, leur forme extérieure et leur forme intérieure, leur environnement (terrain, climat…) et peuvent nous conter leur histoire, leurs traumatismes par le biais de leurs blessures ou cicatrices. Ils sont capables de remonter le temps et de nous donner des précisions sur le climat sur une centaine d'années. Car l'arbre est vivant.
Vivant comme l'est le corps humain. C'est ce même processus pour le corps.
Dans le corps du patient, l'ostéopathe va ressentir quelle zone est la plus en restriction de mobilité.
Quelle zone corporelle tracte l'autre, quelle zone est en compression. Quelle zone libérer en premier pour soulager au plus vite le patient. Ces zones nous indiquent comment ordonner notre travail.

C'est l'art de l'ostéopathie.
Art, car l'ostéopathe travaille avec ses mains et jamais il n'effectuera le même soin. Chaque personne étant totalement différente, le soin est unique. Les mains de l'ostéopathe sont guidées par le corps et non par le symptôme.
Cette démarche permet de s'appliquer à remonter à la source et remonter plus haut vers la causalité, en fonction de ce qui nous est possible.

Annexe 4 De la santé au symptôme

Le symptôme
Avant de parler de la maladie, du symptôme, parlons de santé.
La santé est un équilibre précaire.
Pourquoi certaines personnes sont atteintes de maladies parfois contagieuses et pourquoi d'autres y échappent ? Comment des douleurs ou des troubles fonctionnels apparaissent-ils ?
Tout au long de notre vie, depuis notre vie in utero jusqu'à la mort, nous accumulons des tensions avec lesquelles le corps compose en s'adaptant. Mais à force d'adaptations, le corps perd de sa souplesse, se rigidifie, devient moins performant dans son fonctionnement et moins résistant face aux agressions extérieures de toutes natures (traumatismes, chocs émotionnels, virus…).
L'accumulation des tensions est telle qu'au bout d'un certain temps, le corps ne peut plus s'adapter et le symptôme apparaît à un endroit quelconque du corps.
Mais à force de s'adapter, les différentes fonctions des systèmes corporels perdent leur compétence jusqu'à exprimer un symptôme.

La cause
Trouver la cause du symptôme, remonter à la source est la quête de l'ostéopathe. L'origine se situe rarement dans la zone où se manifeste le symptôme.
Le symptôme est tout simplement l'expression de la résultante d'une perte de l'équilibre santé. C'est le vase qui déborde, c'est l'incapacité pour le corps de s'adapter une fois de plus.
Le corps étant un TOUT, pour cette raison, le symptôme apparaît à n'importe quel endroit du corps. Le corps

n'est pas un assemblage de parties différentes mais la somme de parties qui fait un tout. Chaque partie joue un rôle important pour l'ensemble du système corporel et toutes les parties sont interconnectées entre elles, en communication.

C'est avec cette notion holistique que l'ostéopathe œuvre.

> « Un médecin ne doit savoir compter que jusqu'à un, l'unicité de son malade, la valeur unique, singulière qui fait qu'aucun malade ne ressemble à un autre…et que tous doivent être aidés ». (Pelloux, 2017, p. 9)[14]

Un système corporel est aussi unique car chaque individu est différent.

Cas clinique

Pour illustrer concrètement ces dernières lignes, je vais citer l'exemple d'un patient de 42 ans.

Monsieur X, dessinateur industriel, consulte pour une lombalgie chronique ayant pour conséquence, au bout de 6 mois de soins divers et variés, une incapacité de travail aboutissant à une proposition de reconversion professionnelle. Cette situation était difficilement acceptable par mon patient. Il aime son travail, il refuse le fait que ce soit psychologique comme cela lui a été suggéré. Il est bien avec sa femme et ses enfants, sans conflits ni familiaux ni professionnels.

Après une anamnèse sans grande particularité, quelques chutes, une entorse comme tout à chacun, aucune maladie ou traitement, je suis amenée à observer à l'aide de mes mains ce corps. Le corps est très verrouillé, témoignant

---

14 Patrick Pelloux, médecin urgentiste, dans son livre l'Instinct de vie aux Éditions J'ai lu. Il a été le premier médecin à être intervenu suite à l'attentat de Charly Hebdo. Médecin coordinateur lors de l'attentat du Bataclan, a été à la fois victime et médecin.

de peu de vitalité tissulaire. Dans notre langage, cela signifie qu'il a peu de mobilité, comme un corps qui n'a plus suffisamment de liberté tissulaire pour s'adapter.
La première zone à attirer mes doigts est la face. La face est la partie la plus verrouillée. Elle semble avoir subi un choc important : accident de voiture ? Choc contre une vitre ? Rien de tout cela, me répond le patient.
J'effectue mon travail de libération lorsque je lui demande comment s'est passée sa naissance.
Cette question le laisse perplexe, il l'ignore mais ne manquera pas de se renseigner auprès de sa maman.
Cet homme est en fait né par la face. J'en profite pour rappeler que la dure-mère tapisse la face endocrânienne du crâne, c'est-à-dire la face interne, à l'intérieur du crâne.
Cette mémoire tissulaire est imprimée depuis sa naissance !
Longtemps asymptomatique, il a grandi avec cette empreinte, le corps s'est adapté à chaque étape de sa vie, traumatique, émotionnel et la croissance surtout.

Pourquoi le symptôme se déclare-t-il à 42 ans ?
Tout simplement parce qu'un événement si petit soit-il est apparu, s'est ajouté à un corps peu libre et a fini par le verrouiller. La goutte d'eau (qui passe inaperçue la plupart du temps) a fait déborder le vase.
Chez ce patient, la position de travail est certainement à l'origine de ce trop-plein. Avant la venue des ordinateurs, les dessinateurs industriels travaillaient penchés en avant sur une table relevée. Cette position imposait une extension de la tête, schéma identique de la naissance par la face.

Cet exemple montre que l'origine du symptôme se

trouve à la face et non pas en bas du dos. Pourtant c'est de lombalgie que le patient se plaignait. Les examens radiographiques, IRM, scanner, infiltrations n'avaient rien donné, nous comprenons pourquoi maintenant.

Dans toute pathologie, les examens sont nécessaires et utiles pour éliminer une pathologie médicale plus conséquente. Mais dans ce cas, le problème résidait dans un manque de souplesse du corps. La dure-mère, le tissu conjonctif s'était adapté en diminuant ses capacités d'élasticité. L'origine était à la face depuis 42 ans mais c'était le bas du dos qui exprimait cette souffrance, soit l'autre extrémité du corps.

Conclusion

Voici comment poser un autre regard sur la plagiocéphalie.
Ce regard différent est valable pour tous les symptômes, pas uniquement pour la plagiocéphalie.
Mais lorsque le symptôme s'affiche tôt dans la vie d'un enfant, il est important d'intervenir avant que le corps ne compense.
Cela ne récupère pas tout seul !
Le corps va compenser. Il faudra plusieurs années, la croissance pour qu'un autre symptôme apparaisse, mais le temps aura fait son œuvre.
L'ostéopathie est une médecine douce, manuelle qui cherche à remonter à la cause, responsable de la maladie.
Elle a sa place dans le soin tant préventif que curatif.
Comme toute méthode, elle a ses limites mais ses limites sont aussi les limites de l'ostéopathe.
Professionnel de santé, il saura réorienter un patient vers d'autres professionnels de santé, pour des examens complémentaires, pour un conseil, un avis. Nous sommes tous complémentaires.

Catherine Dolto, évoque également la perception des émotions de l'embryon et la mémoire que cette émotion va laisser.
Émotions et traumatismes sont peu dissociables comme corps et esprit, et laissent tous deux des traces lisibles dans les tissus. Le toucher est un moyen de communication pouvant libérer cette zone qui s'est repliée, refermée, qui a perdu de sa mobilité.

Cette zone communique peu ou ne communique plus avec le reste du corps.
　　« La trace que nous en gardons, dans la chair

marque en tout cas quelque chose qu'on peut imaginer comme un repli, une contraction, un geste de fermeture, un refus. Et selon Frans Veldman le premier sens, qui permet, même à l'embryon de quelques jours, de percevoir son environnement, est le tact qui fonde l'haspis, matrice de l'intelligence humaine, toucher, 'base de l'âme et de la conscience.' » (Van Eersel, 2008, p. 139).[15]

---

15 Frans Veldman (1921-2010), médecin, psychologue et philosophe, thérapeute manuel initiateur de l'haptonomie. L'haptonomie n'est pas un type de thérapie, mais d'une méthode qui vise à relaxer et faciliter la communication et le soin par le toucher.

Glossaire

« Si j'étais chargé de gouverner,
je commencerais par rétablir le sens des mots. »

(Attribué à Confucius)

Agrégat. n. m. (lat. *grex, gregis*, « troupeau »). **1/** Assemblage hétérogène de substances ou éléments qui adhèrent solidement entre eux. **2/** Total, grandeur caractéristique que l'on établit à partir de données fournies par divers comptes. Cf. *Composite*.

Anténatal. Adj. Qui concerne la vie utérine, la vie avant la naissance.

Art. n. m. (latin *ars, artis*). **1/** Ensemble des procédés, des connaissances et des règles intéressant l'exercice d'une activité ou d'une action quelconque. **2/** Toute activité, toute conduite considérée comme un ensemble de règles, de méthodes à observer. **3/** Habileté, talent, don pour faire quelque chose. **4/** Création d'objets ou de mises en scène spécifiques destinées à produire chez l'homme un état particulier de sensibilité, plus ou moins lié au plaisir esthétique. **5/** Ensemble d'œuvres artistiques ; caractère de cet ensemble.

Cause. n. f. (lat. *causa*). Ce par quoi une chose existe ; ce qui produit quelque chose ; origine, source, principe. Cause et effet constituent un couple logique. Cf. *effet*.

Cinétique. adj. (*grec kinêtikos*). Relatif au mouvement. Cf. *énergie cinétique*.

Cohérence. n. f. (lat. *cohoerens*, de *cohoerere* « adhérer ensemble »). Liaisons, rapports étroits d'idées, de concepts qui s'accordent entre-eux ; absence de contradiction.

Communication. n. f. (lat. *communicatio* « commerce,

relation ») **1/** Fait d'établir une relation avec quelque chose ou quelqu'un. **2/** Échange réciproque d'énergie, d'information, avec conscience et intention.

Concave. adj. (lat. *concavus*, creux et rond). Qui représente une surface courbe en creux (en opposition à convexe qui qualifie une surface bombée.

Densité. n. f. (lat. *densitas* « épaisseur »). **1/** Qualité de ce qui est dense, compacité, épaisseur. **2/** Rapport existant entre masse et volume. **3/** Dans l'approche ostéopathique tissulaire, la relation de la matière à l'espace que l'on peut extrapoler en relation énergie/espace. Cf. *Tension*.

Dialogue. n. m. (lat. *dialogus* et gr. *dialogos* de *logos*). **1/** Entretien entre deux personnes. **2/** Échange entre deux pôles de nature opposée.

Dysplasie. n. f. Anomalie dans le développement des tissus, des organes, se traduisant par des malformations avant ou après la naissance.

Effet. n. m (lat. *effectus*, de *efficere* « réaliser, exécuter »). **1/** Ce qui est produit par une cause. **2/** Résultat d'une action. Effet et cause constituent un couple logique. Cf. *Cause*.

Efflux. n. m. (néol. opposé à *Influx*). Flux ou information allant du dedans vers le dehors. Correspond au terme anglais Output. Cf. *Flux*, *Influx*.

Énergie. n. f. (angl. *energy*, gr. *energeia*, « force en action »). **1/** Capacité que possède un système à produire un travail. Il existe plusieurs formes d'énergie, notamment mécanique, thermique, électrique, solaire, rayonnante, etc. L'énergie peut passer d'une forme à une autre, ou se décomposer en plusieurs formes. Les physiciens du xixe siècle ont montré que l'énergie totale d'un système demeure constante. L'énergie peut être non manifestée (potentielle) ou circuler, se manifestant généralement sous forme de flux. L'énergie est un des trois éléments fondamentaux de l'univers physique. **2/** Phénomène résultant de la circulation de flux entre deux terminaux. **3/ *Sur le plan subjectif*,** le concept d'énergie devient possible grâce à la partition de l'être en « moi/non moi » qui crée l'espace et la possibilité d'échange entre le « non moi » et le « moi ». Cf. *Espace* et *temps*. **4/** En bioénergétique, information en mouvement. Cf. *Information*, *Mouvement*.

Énergie cinétique. (du grec ἐνέργεια / *energeia* « force en action » et κίνησις / *kinesis* « mouvement »). Énergie que possède un corps du fait de son mouvement par rapport à un référentiel donné. Sa valeur dépend donc du choix de ce référentiel. Elle s'exprime en joules (J).

Espace. n. m. (lat. *spatium* « étendue », « distance »). **1/ *Sur le plan objectif*,** étendue indéfinie qui contient et entoure tous les objets. Distance qui sépare les choses ou éléments de l'univers physique. L'espace est un des trois éléments fondamentaux de l'univers physique. **2/ *Sur le plan subjectif*,** l'espace est une perception de la conscience consécutive à la séparation « moi/non moi » résultant de la décision d'être. Cf. *Énergie*, *Temps*.

Flux. n. m (lat. *fluxus* « écoulement », de *fluere* « couler »). **1/** Écoulement. **2/** En physique, déplacement (d'ions, de particules, d'énergie). L'énergie se manifeste en flux. Cf. *Influx*, *Efflux*.

Fonction. n. f. (lat. *functio* « accomplissement »). **1/** Action, rôle caractéristique d'un élément ou d'un organe dans un ensemble. **2/** Dans l'approche tissulaire, nous la considérons comme la pulsion vitale (l'énergie vitale), non spécifique, canalisée et dirigée par une structure pour devenir spécifique, dans le but de résoudre un ou des problèmes particuliers relatifs à la survie de l'organisme. Fonction et structure constituent un couple logique, l'un se définissant par rapport à l'autre. Cf. *Structure*

Forceps. n. m. Du latin qui signifie « pince ». Instrument en forme de pinces à branches séparables qui sert à la préhension de la tête fœtale, lorsque l'expulsion physiologique est difficile.

Fulcrum. n. m. (mot anglais, lat. *fulcrum* « point d'appui »). Point d'appui, pivot. Nous avons conservé le terme anglais particulièrement utilisé chez les ostéopathes. Un fulcrum peut être objectif, c'est-à-dire de nature matérielle (point d'appui ou centre mécanique) ou subjectif c'est-à-dire immatériel (centre de conscience). Un fulcrum est relié à l'espace.

L'approche tissulaire envisage la cellule comme une conscience déterminant un espace limité par une membrane et centré sur un fulcrum. Le corps se conçoit alors comme une organisation d'espaces et de limites, centrés sur des fulcrums. Un espace organisé de consciences ou un espace de consciences organisées... Cette juxtaposition d'espaces limités finit par constituer des volumes et donc des formes, le tout manifestant un mouvement permanent d'expansion/rétraction, conséquence perceptible de la vie manifestée. Le corps peut se considérer comme un ensemble liquidien pulsatile rythmique -expansion/rétraction-, organisé par un système de cloisonnement fibreux -membranes, fascias-, centré mécaniquement sur le fulcrum de Sutherland.

Un fulcrum peut être physiologique, c'est-à-dire qu'il est intégré dans l'organisation du système qui fonctionne avec lui. Il peut également être *aphysiologique*, c'est-à-dire imposé au sein du système. Une rétention, à cause de la rétraction tissulaire qu'elle crée, impose un fulcrum non physiologique que le système doit gérer en créant des compensations.

Gestation. n. f. (latin *gestatio, -onis*). **1/** État d'une femelle vivipare, entre nidation et mise bas, chez les espèces gestantes. (On parle d'incubation chez les espèces où les échanges placentaires sont limités à l'eau et aux gaz respiratoires.) **2/** Travail latent de ce qui s'élabore, se forme lentement ; genèse.

Globalité. néol. f. (de *globe*, fig. « masse totale »). Désigne un ensemble considéré dans son entier.

Histologie. n. f. Spécialité médicale et biologique qui étudie au microscope la structure des tissus des êtres vivants.

Holisme. n. m. (gr. *holos* « tout entier »). **1/** Doctrine épistémologique selon laquelle, face à l'expérience, chaque énoncé scientifique est tributaire du domaine tout entier dans lequel il apparaît. Doctrine ou concept s'intéressant à la globalité des choses. **2/** théorie selon laquelle l'homme est un tout indivisible qui ne peut être expliqué par ses différents composants isolés les uns des autres.

Holistique. adj. (gr. *holos* « entier »). Caractérise l'holisme. Global.

Inertie. n. f. (lat. *inertia* « inactivité »). **1/** État de ce qui est inerte, sans mouvement inhérent. **2/** Incapacité au mouvement. **3/** Résistance qu'opposent les corps à la mise en mouvement ou au changement de mouvement. **4/** Sans vie.

Influx. n. m. (lat. *in* « dedans » et *flux*). **1/** Flux ou information allant du dehors vers le dedans. Correspond au terme anglais *Input*. Cf. *Flux*, *Efflux*.

Interaction. n. f. Action, influence réciproque de deux choses, être, individus.
Méthodisme n. m. Mouvement religieux issu de l'anglicanisme, né en Angleterre au début du XVIIIe siècle, initié par John Wesley et qui s'est exporté aux Amériques avec les immigrants et colons anglais. La doctrine méthodiste privilégie l'expérience personnelle de la conversion, de l'engagement et de la sanctification. Elle se caractérise par une quête incessante vers la perfection et par un intérêt actif pour le bien-être social et la moralité publique.

Palpation. N. f. (de *palper*). Examen consistant à palper les parties extérieures du corps pour apprécier les caractères physiques des tissus, la sensibilité des organes. Cf. *Perception.*

Palper. v. transitif. (lat. *palpare*). Examiner en touchant, en tâtant avec la main, les doigts. Cf. *Percevoir.*

Philosophie. n. f. (gr. *philosophia* « sagesse »). **1/** Conception de quelque chose fondée sur un ensemble de principes ; ces principes **2/** Conception générale, vision plus ou moins méthodique du monde et des problèmes de la vie.

Potentiel. (lat. didact. *potentialis*, de *potentia* « puissance »). adj. **1/** Qui existe en puissance (opposé à actuel). **2/** Qui exprime une possibilité. Qui exprime ce qui est possible, ce qui peut arriver sous certaines conditions. **3/** En physique, énergie potentielle, que possède un système du fait de sa position. Énergie potentielle élastique (d'un ressort comprimé), gravitationnelle (d'un corps situé à une certaine altitude), etc. n. m. **1/** Capacité d'action, de production. Potentiel de croissance, de développement. Potentiel de guerre. Potentiel industriel d'une région, d'un pays, etc. **2/** En mathématique et en physique, potentiel d'un champ de vecteurs : fonction dont le gradient est égal à l'opposé de ce champ. Champ de forces dérivant d'un potentiel. **3/** En Électricité, potentiel électrique : grandeur, exprimée en volts, caractérisant l'état électrique en un point d'un circuit. Différence de potentiel (d. d. p.) entre deux points d'un circuit. **4/** Potentiel nucléaire : énergie potentielle d'une particule, fonction de sa position dans le champ du noyau. **5/** Potentiel chimique : dérivée partielle de l'énergie interne d'un système chimique par rapport à sa masse. **6/** En biologie, Potentiel de membrane ou potentiel de repos : différence de potentiel existant entre les faces internes et externes de la membrane cellulaire. Potentiel d'action : inversion faible et de forte amplitude du potentiel de repos, due à des mouvements ioniques rapides.

Reflux gastro-œsophagien. n. m. Remontée dans l'œsophage d'une partie du contenu gastrique, acide.

Régurgitation. n. f. Phénomène de retour à la bouche du contenu de l'œsophage ou de l'estomac.

Rétention. n. f. (lat. *retentio*). Fait de retenir. Dans l'approche tissulaire, énergie ou information retenues (l'énergie est de l'information en mouvement) par une structure vivante pour se protéger d'un environnement considéré comme hostile.

Santé. n. f. (lat. *sanitas*, de *sanus* « sain »). **1/** État de quelqu'un dont l'organisme fonctionne bien. **2/** État de l'organisme, bon ou mauvais. **3/** Équilibre de la personnalité, à la maîtrise de ses moyens mentaux et intellectuels. Le mot équilibre est peut-être celui qui semble le plus juste à l'ostéopathe. **4/** Fonctionnement harmonieux des différentes parties d'un organisme.

Spirituel, spirituelle. adj. (bas latin *spiritualis*, du latin classique *spiritus*, esprit). **1/** Qui est de la nature de l'esprit, considéré comme une réalité distincte de la matière. **2/** Qui relève du domaine de la pensée, de l'esprit. **3/** Qui appartient à un domaine moral, distinct des réalités du monde sensible et de la vie pratique. **4/** Qui a rapport à l'âme, à la conscience, par opposition à sensuel, charnel. **5/** Qui a de l'esprit, de la finesse dans sa manière de manier les idées. **6/** Qui manifeste du piquant, qui amuse, fait rire.

Structure. n. f. (lat. *structura*, de *struere* « construire »). **1/** Manière dont un ensemble concret, spatial est envisagé dans ses parties, son organisation. **2/** Dans l'approche tissulaire, la structure est une organisation matérielle destinée à orienter la pulsion non spécifique de la vie vers des manifestations spécifiques qui sont les fonctions, dans le but de satisfaire les besoins particuliers relatifs à la survie de l'organisme.

Symptôme. n. m. (bas latin *symptoma*, du grec *sumptôma*, de *sumpiptein*, tomber ensemble). **1/** Phénomène subjectif qui traduit les états morbides et qui est lié aux troubles fonctionnels ou lésionnels qui le déterminent.

(Il s'agit surtout de douleurs, de troubles de la sensibilité ou de troubles sensoriels.). **2/** Ce qui permet de deviner un état de fait à venir ou mal connu.

Syndrome. n. m. (grec *sundromê*, concours). **1/** Ensemble de plusieurs symptômes ou signes en rapport avec un état pathologique donné et permettant, par leur groupement, d'orienter le diagnostic. **2/** Figuré. Ensemble de comportements particuliers à un groupe humain ayant subi une même situation traumatisante : Le syndrome du Viêt Nam. Le syndrome de la ville.

Système. n. m (gr. *sustêma* « assemblage, composition » de *sunestanai*, « tenir ensemble »). **1/** Ensemble organisé d'éléments. **2/** Ensemble d'idées logiquement solidaires, considérées dans leurs relations ; construction théorique que forme l'esprit sur un vaste sujet. **3/** Ensemble possédant une structure, constituant un tout organique et prévu pour produire une ou des actions ou fonctions spécifiques.

Systémique. adj. (angl. *systemic* [1970]). Relatif aux systèmes.

Tenségrité. n. f. **1/** Structure autotendante. **2/** En architecture, c'est la faculté d'une structure à se stabiliser par le jeu des forces de tension et de compression qui s'y répartissent et s'y équilibrent.

Tension. n. f. (lat. *tensio* de *tendere* « tirer, tendre, allonger, aller vers »). **1/** État d'une substance souple et élastique tendue, étirée. **2/** Toute force qui agit de manière à écarter, séparer les parties constitutives d'un corps. **3/** En électricité, différence de potentiel. **4/** Dans le concept tissulaire, la relation de l'énergie au temps.

Traumatisme. n. m. (gr. *traumatismos* de *trauma* « blessure »). **1/** Ensemble des troubles physiques et psychiques provoqués sur l'organisme par une blessure. **2/** Dans l'approche tissulaire, transmission sur le corps d'une quantité d'énergie cinétique dans un temps trop court, ne permettant pas au système corporel de la gérer harmonieusement.

Trophicité. n. f. Regroupe la totalité des phénomènes de l'organisme qui participent à son apport en besoins nutritionnels et favorisent donc la bonne santé et le développement des organes qui le composent.

Ventouse obstétricale. n. f. du latin « *vacuum extractor* ». Cupule métallique ou silicone reliée à un appareil de dépression. Elle sert à fléchir la tête afin que le fœtus présente le diamètre de sa tête le plus petit et permette une progression plus facile.

Vie. n. f. (lat. *vita*). **1/** Fait de vivre, propriété essentielle des êtres organisés qui évoluent de la naissance à la mort en remplissant des fonctions qui leur sont communes. **2/** Espace de temps compris entre la naissance et la mort d'un individu. **3/** Ensemble des manifestations consécutives à la décision d'être. **4/** Jeu de « JE ». **5/** Jeux de « Je ». **6/** La vie peut être envisagée comme un jeu, comportant les éléments fondamentaux du jeu qui sont buts, libertés et limites. **7/** Jeu de consciences en interaction. **8/** Système de fulcrums subjectifs et objectifs en interaction. Cf. *Jeu, Système, Fulcrum, Conscience*.

Vitalité. n. f. (latin *vitalitas*). **1/** Qualité de quelqu'un, d'un groupe dont l'énergie, le dynamisme se manifestent par l'activité. **2/** Aptitude à produire des résultats nombreux et importants.

Abréviations

adj. : adjectif angl. : anglais (langue)
f. : féminin fig. : figuré (sens issu d'une image)
gr. : grec (langue) lat. : latin (langue)
loc. : locution m. : masculin
n. : nom néol. : néologisme
p. prés. : participe présent pron. Pers : pronom personnel
v. intr. : verbe intransitif v. transitif : verbe transitif

Bibliographie

Aubry, Jean-Pierre. *L'étonnante mémoire du corps*. Monaco; Paris: Éd. du Rocher, 2007.

Becker, Rollin E. *La vie en mouvement*. Vannes: Sully, 2012.
———. *L'immobilité de la vie*. Vannes: Sully, 2013.

Blanchard Marine. "Conduite à tenir devant une plagiocéphaliepositionnelle : revue systématisée de la littérature," 2015. https://dumas.ccsd.cnrs.fr/dumas-01393536/document.

Canavese, F., and Rousset, M. "Le Torticolis congénital," 2014. https://fr.pap-pediatrie2-poc.elsevier.cc/files/12-_canavese_torticolis_0.pdf.

Caporossi, Roger, Francis Peyralade, Yves Poras, and Hug Verbe. *Traité pratique d'ostéopathie cranienne*. Maisons-Alfort; Aix-en-Provence: S.I.O. ; De Verlaque, 1992.

Conjeaud, Bruno ; *Grossesse hormones et ostéopathie - Le syndrome du rez-de-chaussée* Vannes ; Sully, 2005.

Dolto, Catherine. "L'Haptonomie périnatale." Paris, Gallimard, 1999.

Duval, Jacques Andréva. *Techniques Ostéopathiques d'équilibre et d'échanges Réciproques*. Vannes: Sully, 2004.

Guimberteau, J. C. *Promenades sous la peau = Strolling under the skin*. Paris: Elsevier, 2004.

Handoll, Nicholas. *Anatomie de la puissance vitale*. Vannes [France: Sully, 2012.

Herbinet, Etienne, and Marie-Claire Busnel, eds. *L'Aube Des Sens*.

Izelfanane Hafida. "Insertions de la dure-mère, une anatomie redécouverte," 2007. http://osteo-perfectionnement.com/wp-content/uploads/Izelfanane-Hafida-copie.pdf.

Lalauze-Pol, Roselyne, and Martine Taver. *Le crâne du nouveau-né: des contraintes foetales et leurs enjeux neurologiques aux répercussions chez l'adulte*. Montpellier: Sauramps médical, 2016.

Langman, Jan, and T. W Sadler. *Embryologie médicale*. Paris: Pradel, 2007.

Les Cahiers Du Nouveau-Né 5. Paris: Stock, 1981.

Pelloux, Patrick. *L'instinct de vie*. Cherche Midi. Paris: Cherche Midi, 2017.

Solter, Aletha J. *Pleurs et colères des enfants et des bébés: une approche révolutionnaire*. Genève/Bernex: Jouvence, 2009.

Still, Andrew Taylor. *Autobiographie du fondateur de l'ostéopathie*. Vannes: Sully, 2017.

———. *Philosophie et principes mécaniques de l'ostéopathie*. Vannes: Sully, 2013.

———. *Philosophie de l'ostéopathie*. Vannes: Sully, 1999.

Sutherland, Adah Strand. *Avec des doigts qui pensent*. Vannes: Sully, 2014.

Tricot, Pierre. *Approche tissulaire de l'ostéopathie. Livre 1*. Vannes: Sully, 2002.

Van Eersel, Patrice. *Mettre au monde: enquêtes sur les mystères de la naissance*. Paris: Le Grand livre du mois, 2008.

Lectures conseillées

Les références suivantes constituent une partie des ouvrages qui m'ont permis la compréhension et la progression dans le traitement des nourrissons en général :

Amiel-Tison, Claudine, and Julie Gosselin. *Pathologie neurologique périnatale et ses conséquences.* Issy-les-Moulineaux: Elsevier Masson, 2010.

Arbuckle, Beryl E. *Ostéopathie Crânienne Pour Le Nouveau-Né et l'enfant.* Vannes: Sully, 2005.

Austermann, Alfred R, and Bettina Austermann. *Le syndrome du jumeau perdu.* Gap: Le Souffle d'or : Ill. couv. ill. en coul., 2007.

Duval, Jacques Andreva, Mark Baker, Pascale Fauvet, and Walter Bauhöfer. *Les traumatismes de la gestation et de la naissance & leur approche ostéopathique*, 2018.

Edelmann, Claude. *Les Premiers jours de la vie.* Genève, Suisse: Minerva, 1999.

Gaubert, Edmée, and Jean-Pierre Relier. *De mémoire de fœtus: l'héritage familial s'inscrit dans nos cellules dès la conception.* Barret-sur-Méouge: Le Souffle d'or, 2002.

Goerke, Kay. *Atlas de poche d'obstétrique.* Paris: Flammarion Médecine-Sciences, 2004.

Gomez de Francisco, Alfonso. *Le crâne ostéopathique: étude comparée d'anatomie et de biomécanique crâniennes.* Vannes: Sully, 2006.

Kalef, Mia, and Christine Lefranc. *La vie secrète des bébés: comment nos premières expériences façonnent notre monde.* Vannes: Sully, 2016.

Lansac, J, H Marret, and Jean-François Oury. *Pratique de l'accouchement*. Issy-les-Moulineaux (Hauts-de-Seine): Masson, 2006.

"L'odyssée de la vie." *L'odyssée de la vie,* 2006.

Montaud, Bernard. *L'Accompagnement de La Naissance*. Edit'as, 1998.

Odent, Michel. *La naissance à l'âge des plastiques*. S.l.: s.n., 2013.

———. *La naissance et l'évolution d'homo sapiens*. Forges-les-Bains: Myriadis, 2014.

———. *Le bébé est un mammifère,* 2018.

Relier, Jean-Pierre. *Adrien Ou La Colère Des Bébés*. Paris: Robert Laffont, 2002.

———. *L'aimer Avant Qu'il Naisse*. Paris: Robert Laffont, 1993.

Satprem. *Le Mental Des Cellules*. Paris: Éditions R. Laffont, 1981.

Sergueef, Nicette. *Approche ostéopathique des plagiocéphalies avec ou sans torticolis*. Paris (3 rue Lespagnol, 75020): SPEK, 2005.

———. *Ostéopathie pédiatrique*. Elsevier, 2007.

Solano, Raymond. *Le Nourrisson et l'enfant et l'ostéopathie Crânienne*. Paris: Maloine, 1985.

Still, Andrew Taylor. *Autobiographie du fondateur de l'ostéopathie*. Translated by Jean-Marie Gueullette and Pierre Tricot, 2017.

———. *Philosophie de l'ostéopathie*. Vannes: Sully, 2007.

Sutherland, William Garner. *Enseignements dans la science de l'ostéopathie*. Fort Worth: SCTF/Satas, 2002.

———. *Contributions de pensée: compilation de textes de William Garner Sutherland*, DO, dans le domaine de l'art et de la science de l'ostéopathie et incluant le concept crânien en ostéopathie, écrits entre 1914 et 1954. Sully, 2017.

Tomatis, Alfred, and Loïc Sellin. *Neuf mois au paradis*. Paris: Ergo Press, 1989.

Tremblay, Louise, and Pierre Tricot. *Le temps d'intégration somatosensorielle: la pause thérapeutique en ostéopathie, thérapie manuelle et travail corporel*. Vannes: Éditions Sully, 2015.

Tricot, Pierre. *Approche tissulaire de l'ostéopathie : Livre 2, Praticien de la conscience*. Sully, 2005.

Valleteau de Moulliac, Jérôme, Jean-Paul Gallet, and Bertrand Chevallier. *Guide pratique de la consultation en pédiatrie*. Paris: Elsevier Masson, 2012.

Édition 2020